よくわかる起立性調節障害

OD

Orthostatic Dysregulation

中澤 聡子

東京逓信病院 小児科 起立性調節障害専門外来医師

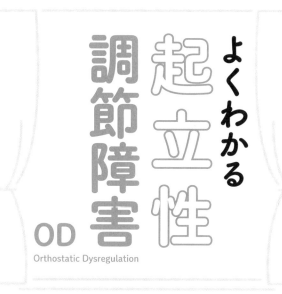

はじめに

思春期に発症しやすい起立性調節障害という病気について、もっと知りたいと思われた方がこの本を手に取っていただいているのではないかと思います。

起立性調節障害は、自律神経の機能不全で起こる身体の病気で、中学生の1割に当たる子どもたちに発症します。症状が軽く日常生活に支障のないケースもありますが、つらい症状のために日常生活がままならず、登校や外出もできないケースもあります。元気でなんの問題もなく、勉強や部活動などに励み、登校していた子どもが、ある時から立ちくらみや頭痛・腹痛・気分不良・倦怠感などに悩まされ、朝起きて登校することができなくなってしまいます。症状が楽になる午後や夜には、元気になることが多く、「明日はきっと大丈夫」と思っても、翌朝にはまた体調がよくない…という日をくり返してしまいます。

患者さんにはもともと真面目で几帳面だった子どもも多く、これらの症状でとてもつらい思いをしています。保護者の方々も、どうしてこんなことになったのか、学校で何かあったのか、この状態が長く続くのかなど、とても悩まれていると思います。家庭内だけで抱え込まず、早めに正しい診断を受け、適切な対応や治療とつながり、少しでも早く楽になることが大切です。

病気としては自律神経の機能的な異常ですが、環境や生活状況、ストレスなどの要因によって発症したり、悪化したりといった影響を受けます。そのため、自律神経の調整をする薬の内服だけではよくならないことも多く、生活を見直したり、環境を整えたりするとともに、ストレスを緩和することなども治療の一つとなります。

症状が出現しても理解されないことでストレスを感じる場合もありますが、もともとあったストレスなどによって登校できなくなり、家にいて運動量が減ることが原因で発症、悪化する場合もあります。

ここ数年はコロナ禍の影響もありました。コロナ禍で登校も外出もできなくなった2020年の春の数ヵ月間には、発症したり悪化した子どもたちがたくさんいました。その一方で、以前から登校できていなかった子どもたちがオンライン授業には参加でき、それが登校再開のきっかけになったり、オンライン授業という通学の負担がない新たな学び方が選択できるようになったことで進級できたという、メリットになった子どもたちも多くいます。そしてこれからの多様性の時代に、将来に向けてリモートワークをできる資格や技術を身につけようとしている子どもたちもいます。

起立性調節障害の子どもたちは、育ってこられた環境、本人の気質、ご家族を含めた生活様式、本人やご家族の思いなどが異なり、それらが影響する病気のため、それぞれ様々な経過をたどっていかれます。

起立性調節障害を乗り越え、今は元気に自分の天職といえる仕事について活躍している方にお話を聞く機会がありました。治療を開始した当時は症状のつらさに加え、自分に自信が持てず、周りからどう思われているかが気になり、取り残されたと感じ、仲がよかった友達も避けるようになっていたと振り返っていました。後にその友達と会って当時の話をしたときに、それらは思い過ごしで友達は優しい思いで見てくれていたことがわかり、話をして笑い合い今でも仲良く付き合っているとのことでした。ご本人の了解を得て書かせていただきましたが、そのような子どもたちのつらい思いを、常に意識してしっかり受け止めていかないといけないと改めて感じました。

〈今、症状や気持ちでつらい思いをしているあなたへ〉

一人で悩まず、つらさや思いをご家族、友人、先生など信頼できる周りの人に話してください。そして、今起こっている症状やつらさを軽減するために今できることから始められるよう、私たちとも一緒に考えていきましょう。

〈保護者やご家族の皆様へ〉

まずはお子さんの話や思いをしっかり聴いてあげてください。そしてすぐに対応の提案をせずに本人が考える時間を作ってあげてください。今のお子さんの状況から少しずつ前向きになれるよう、私たち医療者も寄り添いますので、一緒に見守っていきましょう。

〈学校の先生方や教育関係の方々へ〉

この病気について知っていただけることも多くなり、適切な対応を工夫されていると思います。遅刻や欠席の多い子どもたちに対して、つらい思いなども含め多角的にお受け止めいただき、周りの友人たちも一緒によい環境を作っていただければと思います。

診療にあたっては、私たち医師・看護師・臨床心理士などの医療関係者と、学校関係の方々、地域や自治体の方々との連携が重要であると考えます。

本書には、日本小児心身医学会のガイドラインに沿った診療についてわかりやすく書くとともに、私自身がたくさんの子どもたちの診療を通じて経験したことや感じたことも盛り込んでいます。

起立性調節障害で、大学や専門学校に行かれるまでや社会人になるまで継続して診ている子どもたちでは、エンジニア、研究者、医療系、福祉系、教育保育系、芸術系など、多彩な才能を発揮している方も多く、皆さん自分の道を進んでいます。目標を決め、その実現のために今何をすべきかを考え、行動し始めると、心も身体もどんどんよくなり、生活リズムも整ってくることが多いです。

本人やご家族、周りの皆様に、起立性調節障害についてさらに知っていただき、子どもたちやご家族が明るい未来に向かって笑顔で暮らしていただけるようになるために、この本がほんの少しでもお役に立てばと思います。

目次

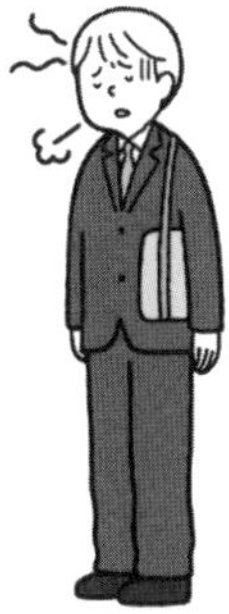

CHAPTER 4

心理面の対応を考える

SECTION 3

SECTION 4

SECTION 5

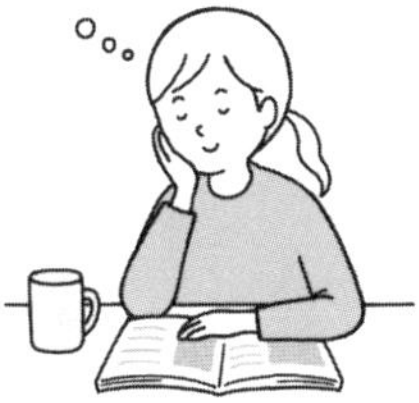

CHAPTER 5

「これから」に向けた取り組みを始める 133

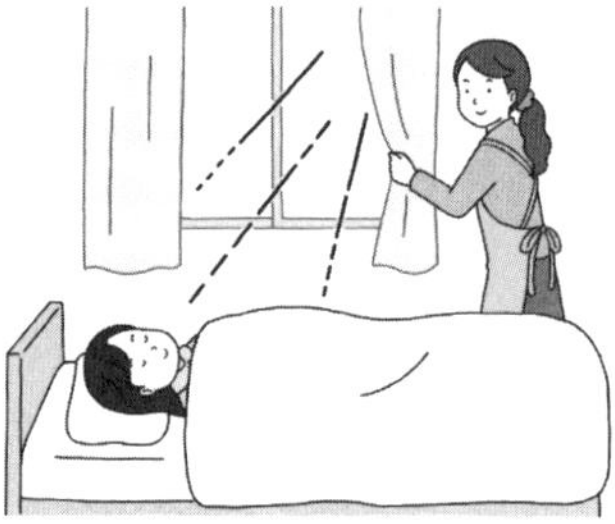

● 参考文献

- 日本小児心身医学会（編集）「小児心身医学会ガイドライン集　改訂第２版」（小児起立性調節障害診断・治療ガイドライン改訂第２版など）南江堂
- 日本小児心身医学会雑誌「子どもの心とからだ」

編集協力　株式会社フロンテア

装丁・本文デザイン　澤田かおり（トシキ・ファーブル）

イラスト　西脇けい子

CHAPTER

1

起立性調節障害とは

SECTION 1

起立性調節障害ってどんな病気？
～よくみられる症状～

子どもの「朝、起きられない」は起立性調節障害が原因かも

朝、学校に行くための起床時間に子どもが起きてこない。「早くしないと間に合わないよ」と声を掛けてなんとか起こしても、つらそうにしてスッキリと動き出せない。これは、「起立性調節障害」の症状かもしれません。

起立性調節障害（Orthostatic Dysregulation：ＯＤ）とは、思春期頃の子どもにみられる「自律神経の機能不全」の状態をいいます。自律神経がうまく働かないことでつらい症状があらわれ、朝、元気に起きて学校に行くことが難しくなる病気です。起立性調節障害は適切な治療や対応を行うことで、症状が軽くなり、長引くことを防ぐことができますが、誤解も多く、望ましい治療に繋がらないこともあるため、正しく理解することが必要です。

起立性調節障害のさまざまな症状

「朝なかなか起きられない」のが起立性調節障害の一つの特徴ですが、併せて、つらい

身体的症状もあらわれます。症状は、立ちくらみやめまい、頭痛、腹痛、気持ち悪さ、動悸《どうき》、倦怠感《けんたい》などさまざまで、程度も人それぞれで異なります。また、脳がしっかり覚醒しない状態で起こされるつらさから、不機嫌になったり、時には乱暴な言葉や振る舞いをして、さらにそれらを全く覚えていないこともあります。

目が覚めてもつらさでなかなか起き上がることができず、起き上がれても朝食が進まないなどしたくも遅れがちで、また横になってしまうことも多いようです。なんとか出かけることができても、通学の電車や朝礼など、長時間立っている場面で気分が悪くなったり、倒れてしまったりすることもあります。

しかし、朝の不調が一日中続くわけではありません。昼や午後、夜の時間帯には元気に過ごせることが多いです。

そのため、家族などから「学校に行くのが嫌で仮病を使っているのでは」と勘違いされることもあります。朝には「頭が痛い」「お腹が痛い」などと言って学校を遅刻したり欠席したりするのに、夜には元気にスマホやゲーム、テレビを楽しんでいるように見えることが影響しているのかもしれません。

また、夜寝付きにくいのも特徴の一つです。日中あまり身体を動かさず疲れていないことなども原因となり、寝付きにくく夜更かしをしてしまう傾向にあり、より一層朝起きるのがつらくなる悪循環となってしまうこともあります。

子どもは怠けているわけではない

こうした起立性調節障害の症状は、家族から見ても何が起こっているのかわかりづらいことでしょう。また、そのつらさを本人がうまく表現できないこともあり、周囲に誤解を与えていることが多いようです。子ども自身も不調の原因がわからないため、不安に思い、時には自分自身を「ダメだ」と責めてしまうこともあります。

しかし、起立性調節障害の子どもは怠けているわけではありません。起立性調節障害はさまざまな症状があらわれる身体の病気です。自律神経の働きを整えることで症状が改善するということを理解し、子ども本人と家族や周りの人が協力して向き合っていくことが回復への第一歩となります。

疑わしい場合は受診を検討する

起立性調節障害は、軽い症状の場合は自然に治っていくこともあります。しかし、症状が長びくのを放置すると学校を休みがちになったり、身体を動かさない時間が長くなることで症状を悪化させてしまうかもしれません。「うちの子は起立性調節障害かもしれない」と悩み、生活に支障が出るようであれば、まずは小児科を受診してみましょう。起立性調節障害かどうかは、問診や検査（50～53ページ参照）で判別することができます。

起立性調節障害の特徴的な症状

- 立ちくらみ、あるいはめまいを起こしやすい
- 立っていると気持ちが悪くなる、ひどくなると倒れる
- 入浴時あるいは嫌なことを見聞きすると気持ちが悪くなる
- 少し動くと動悸あるいは息切れがする
- 朝なかなか起きられず午前中調子が悪い
- 顔色が青白い
- 食欲不振
- 臍疝痛《さいせんつう》（おへそ周辺の痛み）をときどき訴える
- 倦怠あるいは疲れやすい
- 頭痛
- 乗り物に酔いやすい

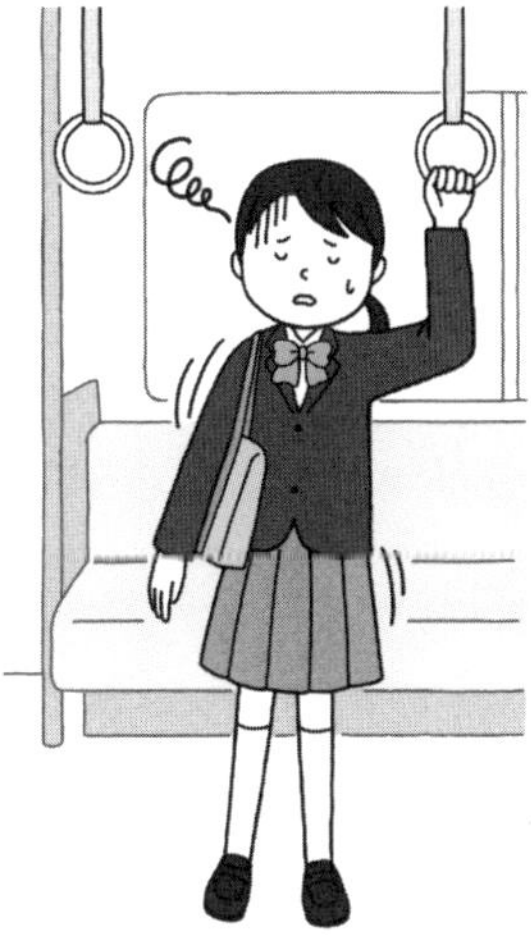

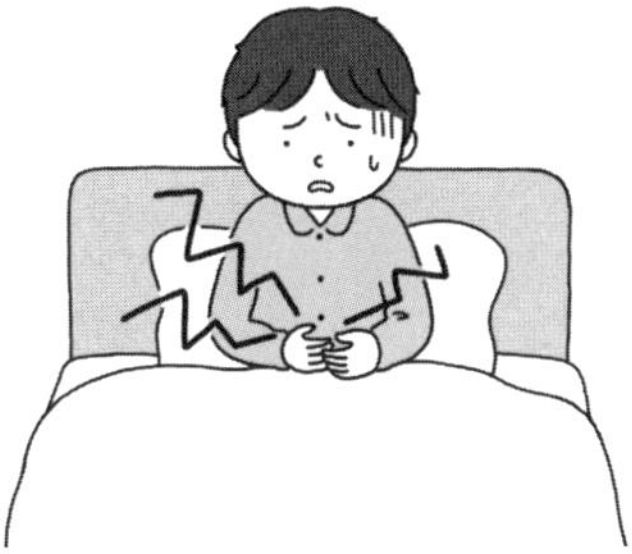

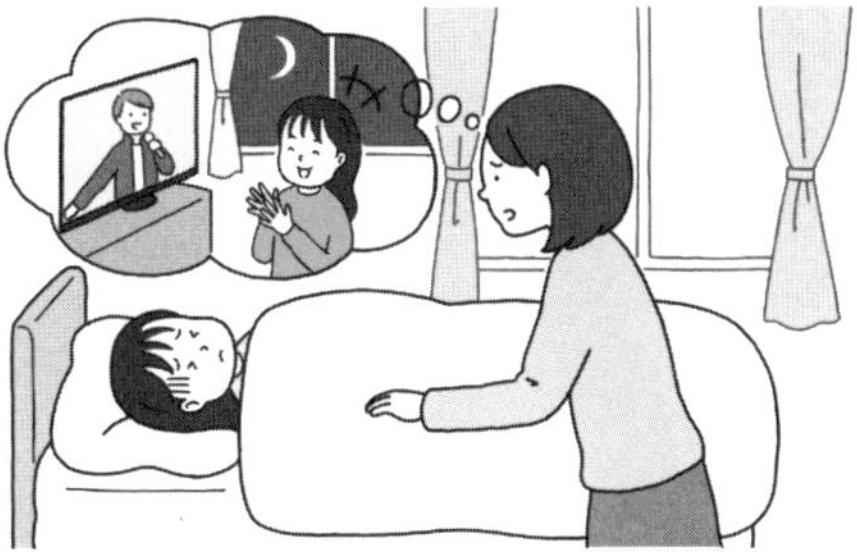

このほか、さまざまな症状があらわれることがあります。

このような症状が何日も続いたり、
生活に支障が出るような場合は受診をおすすめします。

SECTION 2

起立性調節障害ってどんな病気？

～特徴～

思春期に発症することが多い

起立性調節障害を発症するのは、ほとんどが思春期の頃の子どもです。これはこの病気が起こる原因と関わっていて（23ページ参照）、とくに10～16歳で発症することが多いとされています。

病院に通う必要がないような軽症のケースを含めると、中学生の約10％、小学生でも約5％で症状があらわれると考えられ、中学校ではクラスに数人ずつ起立性調節障害の生徒がいる計算になります。また、やや性差（男：女＝1：1・5～2）がみられ、女の子の方が発症しやすい傾向にあります。

心の問題や不登校につながることも

14ページなどで書いたように、起立性調節障害は自律神経の機能不全からくるもので、症状は身体的なものとしてあらわれます。しかし、その身体的症状によって生活のリズムが崩れたり、本意ではないまま学校を遅刻・欠席することもあり、自分の身体の不調をコントロールできないことへの不安やいらだちを感じます。こうした心理的ストレスは自律神経に悪影響を与えるため、起立性調節障害の回復を妨げます。一方で、もともとあったストレスが自律神経の働きに影響して、起立性調節障害の発症につながることもあります。このように、起立性調節障害は心の問題と深く関わり、心理面の治療を必要とするケースもあります。

症状が重くなると遅刻や欠席が増え、やがて不登校状態になってしまうこともあります。また、不登校が長期化することで、学業に遅れが生じたり、出席日数が足りずに留年したり、友達と疎遠になってしまったりと、元の生活を取り戻すハードルが高くなってしまうことがあります。

しかし、起立性調節障害の場合、学校に行きたくない、やる気がないから行かない「さぼり」とは違うため、説得したり叱ったりして解決するわけではありません。

早めの治療・対応開始を

起立性調節障害の治療を行うときは、身体的な症状を治すとともに、心理面や生活状態の問題も解決する必要があります。早めに適切な治療や対応を行えば、症状が重くならず、回復までの時間も短くなると考えられます。

SECTION 3

起立性調節障害の主な原因を知る

自律神経の基本的な働き

起立性調節障害は自律神経の機能不全の状態であると説明してきました。まずは、自律神経の基本的な働きから確認しましょう。

全身に張り巡らされた「自律神経」は「交感神経」と「副交感神経」の2種類に分けられます。交感神経は身体内の機能を活性化、興奮させ、反対に副交感神経は沈静化、リラックスさせる役割を担い、この交感神経と副交感神経がバランスを取りながら身体の調子を整えています。どちらかの神経活動が活性化して、もう一方より強くなることを「優位《ゆうい》になる」といいます。

自律神経は、生命の維持に関わるさまざまな機能（血圧や脈拍、体温の調整、消化や代謝など）をコントロールしています。例えば、暑い場所に行くと交感神経の働きが優位になって汗をかきます。汗をかくことは、体温を下げるのに役立ちます。また、激しい運動をすると交感神経が優位になって脈拍が増えます。これにより全身に酸素が回りやすくなって、運動に必要なエネルギーの生成を助けます。

自律神経は年中無休で、無意識のうちに働いているということも重要な特徴の一つです。そのおかげで、私たちは眠っている間も身体の機能を維持できます。

概日リズムと自律神経の関係

また、自律神経のバランスは「概日《がいじつ》リズム」と連動しています。概日リズムとは、体内時計によって作られる約一日周期の生体リズムのことで、「サーカディアンリズム」とも呼ばれます。

一般的には、概日リズムに従って「朝、起きる時間が近づくと交感神経の働きが優位になり、夜、眠る時間が近づくにつれて副交感神経の働きが優位になっていく」という流れ

自律神経の基本的な働き

交感神経と副交感神経でバランスをとり、体の調子を整えている

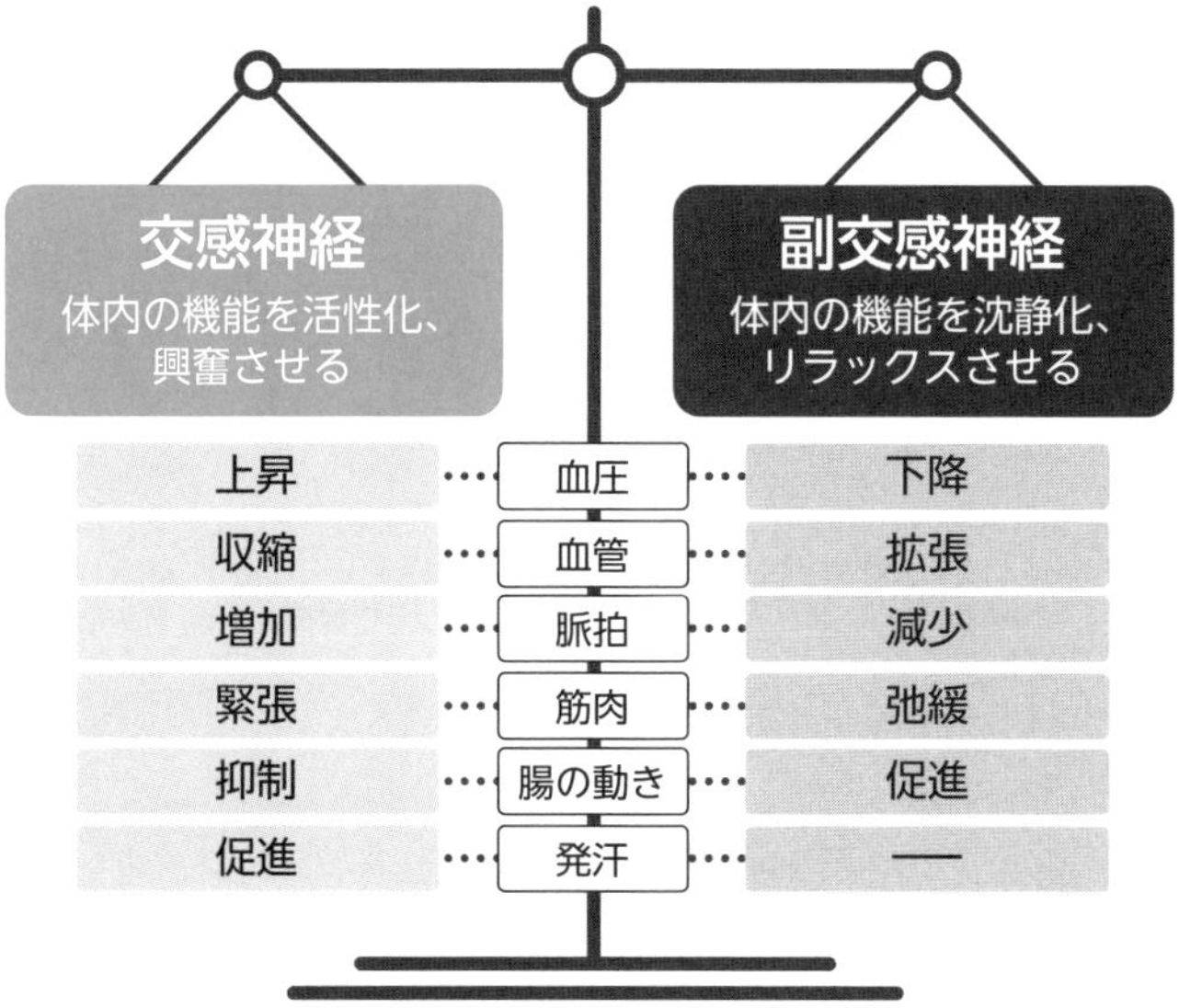

が毎日くり返されています。こうして私たちの身体は、起きている間は活発に過ごし、眠っている間はリラックスしてしっかり休息できるようになっています。

自律神経の働きで身体に変化が起きる

自律神経は、概日リズム以外にもさまざまな環境や身体の状態にあわせて体調を変化させています。しかし、自律神経の働きによって起こる身体の反応が、自分にとって常に好都合であるとは限りません。

例えば、昼食後に眠気に襲われて困ることがあるかもしれません。これは、消化管の動きを促進するため、副交感神経が優位になることが原因の一つです。また、大勢の前で話をするような緊張する場面で、ドキドキした

概日リズムと自律神経の関係

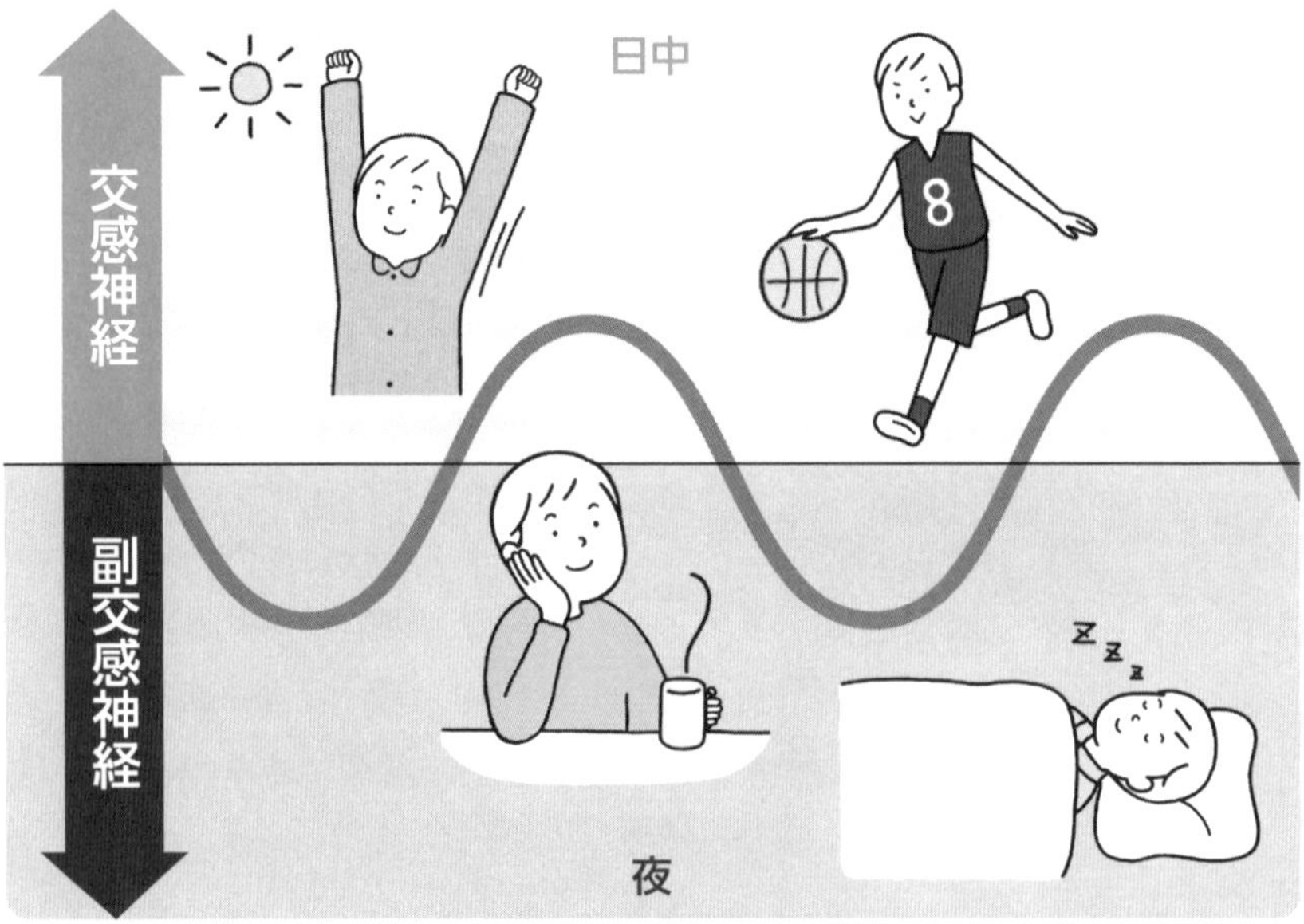

り、手に汗をかいたり、顔が赤くなったり、トイレに行きたくなったりすることがあるでしょう。

困ってしまうこともありますが、これらは、緊張する場面で交感神経が優位になった結果の反応です。自律神経の働きによって身体が不本意な反応を起こしたとき、そのしくみを理解していれば、ある程度は対応することができます。

しかし、交感神経と副交感神経のバランス調整がうまくいかなくなって、全身のさまざまな体調不良や精神的な不調があらわれることがあり、これを一般的に「自律神経の乱れ」と呼びます。自律神経の乱れは強い心理的ストレスや、不規則な生活、ホルモンバランスの乱れ、病気などが原因となって生じます。

子どもの自律神経と起立性調節障害

では、起立性調節障害の子どもの自律神経には、何が起こっているのでしょうか。

起立性調節障害が発症しやすい時期は、子どもの身体が急激に成長する時期でもあります。身体全体の成長に自律神経の変化が追い付かず、ズレが生じることで、自律神経によって代償される働きが十分に行われなくなっているのです。

こうして生じた自律神経の乱れが、起立性調節障害発症のきっかけとなります。

朝、起き上がるときの不調の仕組み

寝ている状態から立ち上がるとき、身体内の血液は重力に引っ張られて下に溜まりやすくなります。自律神経の機能が正常であれば、代償される働きによってすぐに血液を上へ戻すように血液循環を調整しますが、自律神経が乱れているとそれができません。その結果、脳や上半身に血液が巡らなくなって、立ちくらみやめまい、頭痛、腹痛、気分不良、倦怠感など、起立性調節障害の症状があらわれてしまいます。

自律神経の機能不全が原因となっていることから、起立性調節障害を発症しやすい体質（素因）は、両親の体質との関連性が指摘されています。起立性調節障害の子どもの約半数は素因を持っているといわれ、実際「私も昔、朝起きられずにつらい思いをしていました」などと思い出す家族の話を聞くことがよくあります。

◇Aさんのケース

中学2年生のAさんは、小学6年生の頃から時々頭痛がありました。中学1年生には夏の暑い日にめまいが起きるようになりましたが、がんばって毎日登校していました。中学2年生の春、風邪をひいた後に体調が改善せず、頭痛やめまいが強くなって気分不良や怠《だる》さも加わり、朝起きられなくなりました。夕方には元気になっていますが、毎朝遅刻するようになり、小児科を受診したところ起立性調節障害が疑われました。

◇Bさんのケース

中学3年生のBさんは、夏前まで運動部に所属していましたが引退し、高校受験のために勉強するようになりました。塾の回数が増えて帰宅が遅くなり、24時に寝ようとしても寝付けずに深夜1～2時になってしまう日が続きました。秋には、頭痛、立ちくらみ、倦怠感があらわれ、朝起きられず朝食も食べられなくなりました。毎日遅刻や欠席をするようになり、起立性調節障害ではないかと心配になって小児科の病院を受診しました。

身体を起こしたときの血流

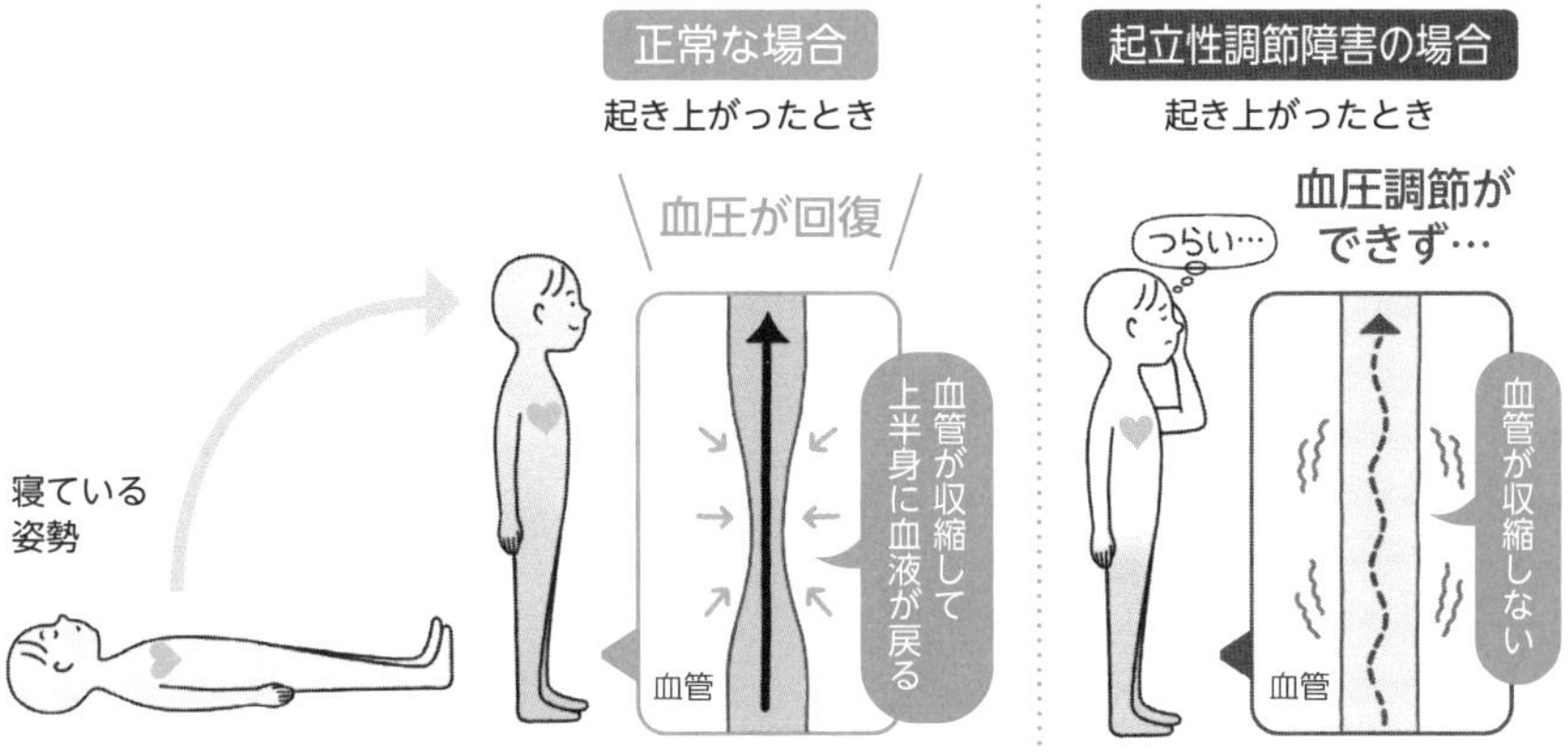

横になっているときは、脳や上半身と心臓はほとんど同じ高さにあるため、血液は全身に行き渡ります。

血液が下半身に移動しても、すぐに交感神経が働いて血管が収縮し、血液を上半身に戻します。

立ち上がると重力によって血液が下半身に移動します。交感神経がうまく働かないと、下半身の血管が収縮せずに血液が脳や上半身に戻りません。

SECTION 4

起立性調節障害に影響を与えるそのほかの原因

心理的ストレスやホルモンバランスなどの影響

身体の成長に自律神経の変化が追い付かないために起こる自律神経の機能不全が、起立性調節障害の基本的な原因だと前節で説明しました。しかし、それ以外にも起立性調節障害を発症させやすくする原因がいくつかあります。

そのひとつが、心理的ストレスです。自律神経はストレスの影響を受けやすいものですが、この時期の子どもは学校生活など生活環境の変化が大きく、人間関係で悩んだりとストレスを抱えやすい傾向にあります。また、家庭環境にストレスを感じていることもあります。ストレスが原因となっている場合には、治療のなかでそのストレスを取り除いていくことも視野に入れて対応します。

ホルモンバランスの変化も自律神経に影響します。第二次性徴では、脳下垂体から性腺刺激ホルモンが分泌され、性腺ホルモンの分泌が盛んになります。これにより自律神経の調整が難しくなり、起立性調節障害を発症するきっかけとなります。

また、熱中症やインフルエンザなどのウイルス感染をきっかけとして起立性調節障害を発症するケースもあります。例えば、熱中症になったのをきっかけに起立性調節障害を発症し、長期間経過した高校生がいましたが、病気について理解し、納得してからは比較的早く回復していきました。

そのほか、季節や天候、気圧の変化は自律神経に影響を与えるため、起立性調節障害の症状の出やすさに影響します。例えば、暑くなる時期は自律神経のバランスが悪くなり、その結果血圧が下がって立ちくらみやめまいを起こしやすくなります。さらに、夏場には水分不足から脱水傾向になり、血流を悪くすることも症状を重くすると考えられます。

デコンディショニングが与える影響

起立性調節障害を発症すると、運動量が不足しがちになります。例えば、お昼頃まで布団で寝ていて、午後になってようやく元気になってくる状態だったとします。元気になっても、その時間から学校に行くのは気まずいし、友達を遊びに誘うのも気が引けるからと、家でテレビゲームをしたりスマホを触ったりして過ごすようになるかもしれません。そうすると、運動をしないために筋肉量が落ちたり、呼吸器や循環器の機能が低下して、より一層健康状態を損なう「デコンディショニング」の状態に陥ってしまいます。とくに下半身の筋肉が弱くなっていると、立ち上がったときに血液を上へ戻す力が足りず、脳や上半身に血液が巡らなくなって症状があらわれやすくなります。

デコンディショニングは起立性調節障害の症状を悪化させるだけではなく、起立性調節障害を発症するきっかけにもなり得ます。デコンディショニングを防ぐためには、少しずつでも身体を動かす心がけが大切です。

ゲームやスマホの使用時間が長くなると、運動量が減ってしまう傾向にあります。さらに、眠る直前までゲームやスマホを手にしていると、脳の興奮状態がおさまらず、なかなか寝付けなかったり、眠りの質が悪くなったりすることもあります。子どもと家族で相談して、使用時間などのルールを決めることを検討しましょう。

デコンディショニングを防ぐために

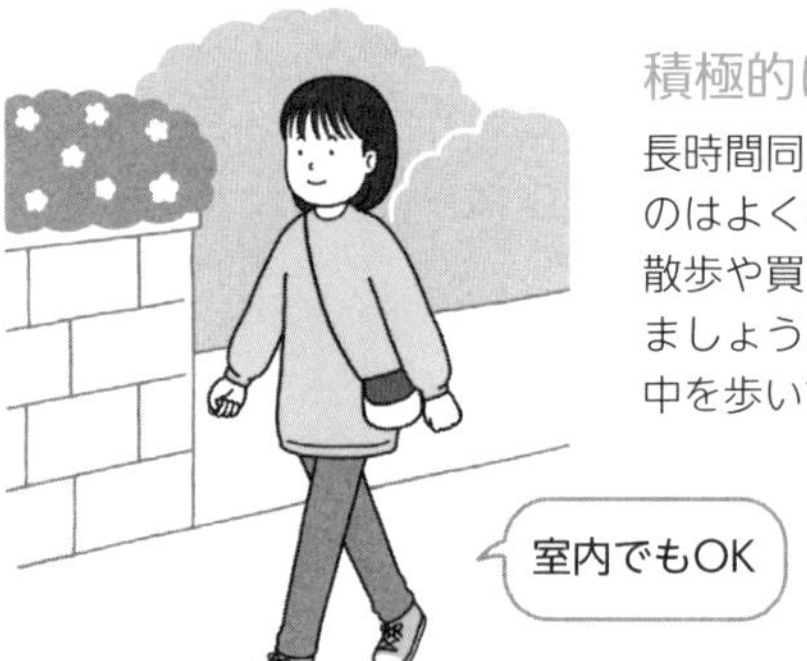

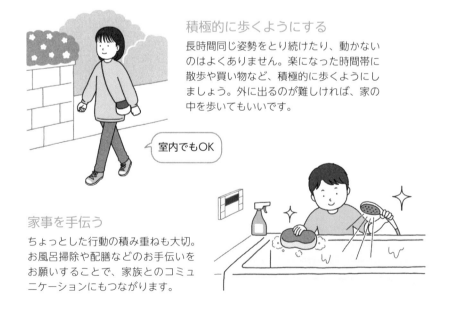

積極的に歩くようにする

長時間同じ姿勢をとり続けたり、動かないのはよくありません。楽になった時間帯に散歩や買い物など、積極的に歩くようにしましょう。外に出るのが難しければ、家の中を歩いてもいいです。

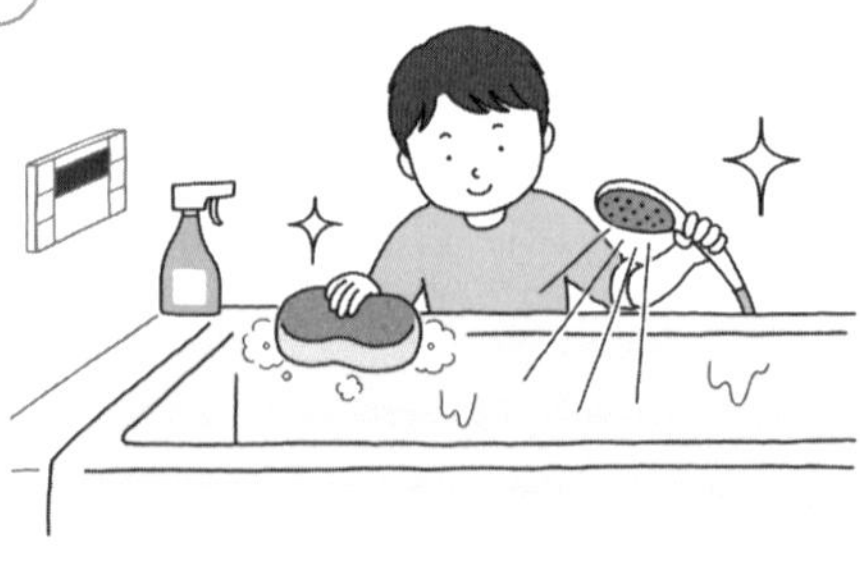

家事を手伝う

ちょっとした行動の積み重ねも大切。お風呂掃除や配膳などのお手伝いをお願いすることで、家族とのコミュニケーションにもつながります。

SECTION 5

睡眠と起立性調節障害の関係

睡眠をコントロールする

起立性調節障害の最大の特徴は、朝なかなか起きられず、夜寝付けないことだといえるでしょう。また、起床時間が遅くなった結果、ますます夜の就寝時間に寝付けなくなって夜更かしが増える傾向があります。無理をして起きようとすると睡眠時間が不足し、次の朝も起きられなくなる悪循環が起こってしまいます。

不規則な生活は自律神経によくない影響を与え、起立性調節障害の症状を強くします。そのため、睡眠をコントロールして規則正しい生活をし、自律神経の働きを整えることが大切です。起立性調節障害と睡眠は深い関係にあります。

理想的な睡眠のリズム

そもそも、睡眠は心身の回復などの重要な役割を担い、健康維持に必要不可欠なものです。では、理想的な睡眠とはどのようなものでしょうか。

睡眠にはホルモンの分泌が大きく影響しています。「睡眠ホルモン」とも呼ばれる「メラトニン」は、目覚めて12時間後くらいから分泌され始め、14~16時間後に大量に分泌されて身体を眠りに入りやすい状態にします。また、目覚める時間帯になると「副腎《ふくじん》皮質《ひしつ》ホルモン」が分泌され、身体を覚醒に導きます。

　これらの睡眠と関わるホルモンの働きと連動して、身体は睡眠と覚醒をくり返しています。そして、毎日規則的な時間に睡眠をとることが、概日《がいじつ》リズム（21ページ参照）の安定につながります。

　メラトニンは概日リズムの調整にも関与しています。ヒトの体内時計の周期は約25時間といわれており、地球の一日の周期の24時間と比べてズレがあります。しかし、

睡眠に関わるホルモンの分泌

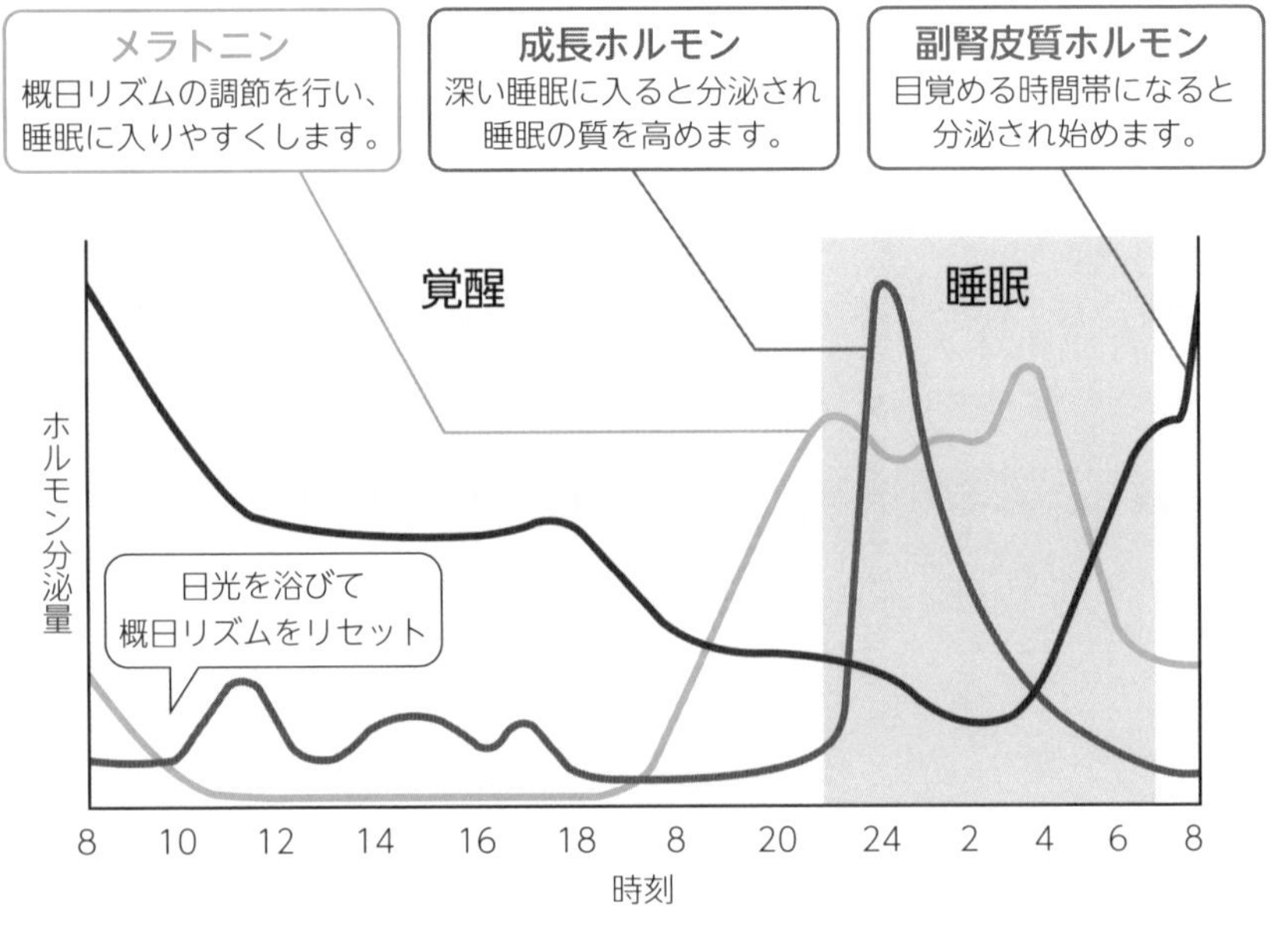

朝目覚めて、太陽の光を浴びることでメラトニンの分泌が抑えられ、概日リズムがリセットされます。

規則的な時間に睡眠をとることで、概日リズムは安定します。反対に、睡眠時間が乱れるとホルモンバランスや自律神経の働きに影響し、さまざまな体調不良を引き起こすと考えられます。

2種類の眠りをくり返す

また、睡眠は、眠りの深さによって「ノンレム睡眠」と「レム睡眠」の2種類に分けられます。

ノンレム睡眠は身体を休息させる深い眠りの状態です。この間は副交感神経が優位になって、呼吸は深く、脈拍はゆっくりになります。もう一方のレム睡眠は、まぶた

一日の睡眠中のレム睡眠とノンレム睡眠のイメージ

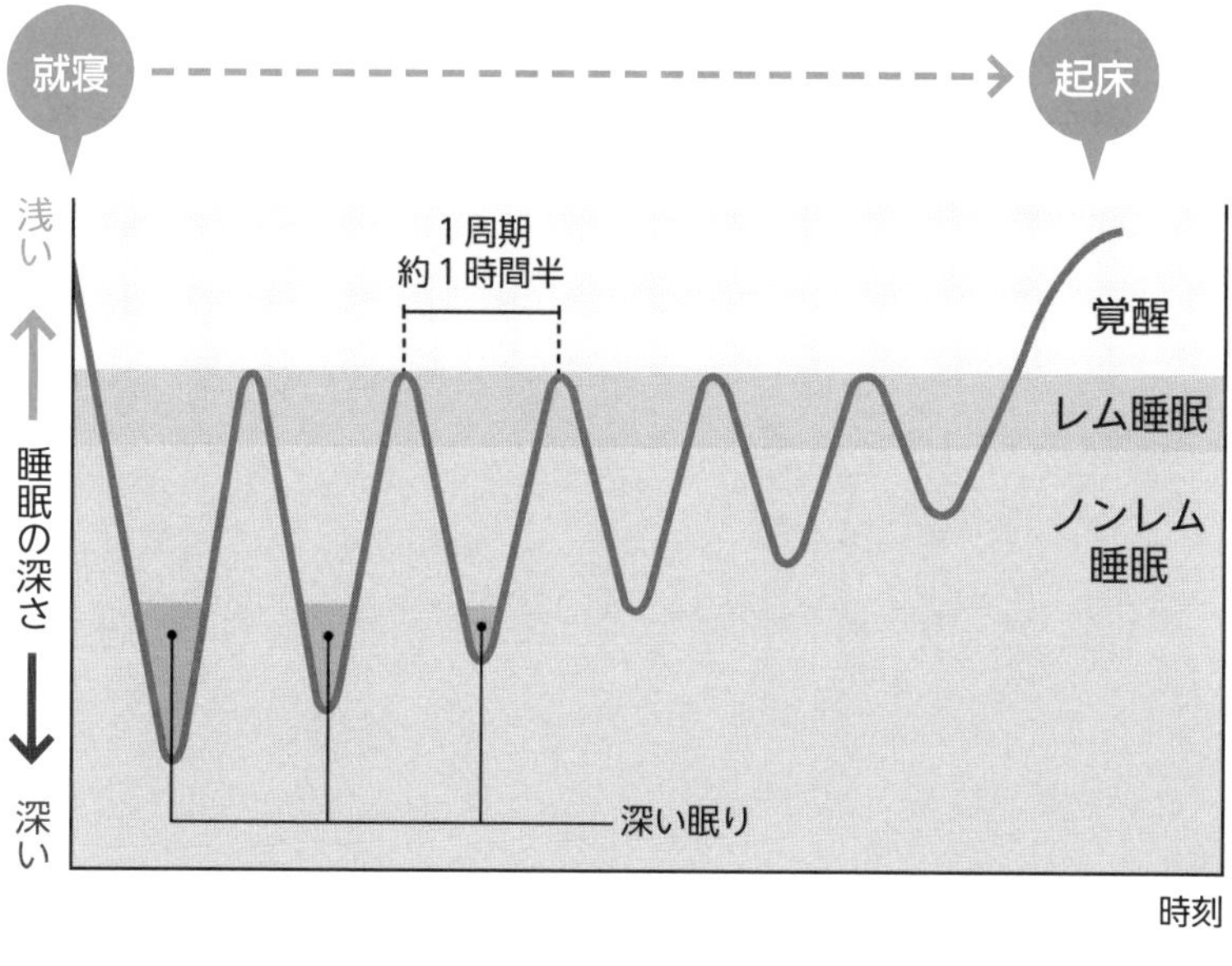

の上からでも眼の動きがわかる浅い眠りで、交感神経が優位になって、呼吸や脈拍は起きているときに近い状態です。この間、脳は活発に働き、記憶の整理や定着を行っています。

ノンレム睡眠とレム睡眠のそれぞれに役割があるため、どちらも必要です。また、個人差はありますが、この2種類は約1時間半の周期で交互に4～5回くり返され、起床に向けて徐々に浅い眠りが増えてくるのが基本的なパターンです。

起立性調節障害の子どもの睡眠

このように、睡眠と覚醒は、自律神経やホルモンと影響しながら毎日くり返されています。ただ「疲れたときに眠ればいい」というわけではなく、規則的な時間に睡眠をとることで概日リズムが安定し、心身に有益な質の高い睡眠が得られます。

しかし起立性調節障害では、朝起きられず、夜寝付けない症状のため、睡眠時間が足りなかったり、睡眠の質が悪く、睡眠不足になっているケースが多いです。アメリカの国立睡眠財団の「年代別推奨睡眠時間」によると、子どもの睡眠時間は7～13歳では9～11時間、14～17歳では8～10時間が理想とされています。睡眠時間が不足すれば必然的に朝起きるのがつらくなるため、それぞれ必要な睡眠時間をしっかりと確保できるように生活を整えることが大切です。

SECTION 6

思春期の子どもの特徴

「思春期」とは

起立性調節障害は「思春期」の子どもが発症しやすい病気です。23ページで説明したように、身体の成長が著しく、自律神経の機能不全が生じやすいことが発症理由の一つですが、その他にも、この時期に症状を悪化させる要因がありそうです。

思春期は、およそ小学校高学年から高校生の時期にあたります。この時期の子どもは、大人になるために自我を形成し、自我同一性（アイデンティティ）を確立する心の成長過程のまっただ中にいます。親から自立したいという思いが芽生え、一人の人間として、社会の中に自分の価値や意味を見つけようとします。

しかし、まだ自己が確立されていないため、大人なら悩まないようなことに悩み、いらだち、傷つき、精神的に不安定になったりします。また、自立したい気持ちとは裏腹に、まだ甘えていたい欲求も残っているため、周囲への態度に一貫性がないようにみえる場合もあるでしょう。友人や家族との適切な距離感をつかめずに、心を閉ざしてしまうこともあります。こうした「思春期」の反応や行動は、成長過程には当然の姿であり、これを越えて子どもは大人になっていきます。

しかし、起立性調節障害を引き起こす素因とともに、こうした思春期のさまざまな変化によるストレスが発症のきっかけになることも多いです。

◇思春期に複数の症状が出現したCさんのケース

Cさんは小学校1年生のとき、合唱の練習中に何度か目の前がまっ暗になり倒れこむことがありました。他の症状はありませんでしたが、新起立試験では起立性調節障害に当てはまりました。病気の説明や生活指導を受け、症状が出始めたときには、すぐに座ったり、安全なところで横になるよう指導されました。その後は元気に過ごしましたが、4年生になると起立性調節障害の他の複数の症状が出て、再度受診しました。

思いを表現するのが上手ではない

さらに注意したいのは、思春期の子どもは、自分の状況や抱えたストレスを上手に表現できないことも多いという点です。なにか問題があるのにそれを表現できず、周囲に理解されない、もしくは自分自身が理解できないもどかしさを感じていることも多いでしょう。こうしたことも踏まえて対応することが大切です。

SECTION 7

どんな子どもが起立性調節障害を発症しやすいのか

起立性調節障害を発症する子どもの性格的傾向

起立性調節障害を発症するのは、「真面目で一生懸命、努力家、几帳面、責任感が強い……」といった性格の子どもが多いといわれています。このような性格の人は心理的ストレスを抱えやすく、それが自律神経を乱す原因になっているのかもしれません。

一生懸命がんばっていた子が、ゴールデンウィーク後や1学期の終わり、2学期の初めに起立性調節障害を発症し、学校に行けなくなってしまうケースをよく見かけます。

◇周りに負けないようにとがんばり過ぎたDさんのケース

Dさんは幼い頃から勉強が得意で、中学受験のための塾でもよい成績でした。努力のかいあって第一志望の中高一貫校に入学することができましたが、1年生の夏休み明けから朝にお腹が痛くなることが増え、起きられなくなり学校を遅刻するようになりました。心配したお母さんに連れられて病院を受診したところ、起立性調節障害と診断されました。何度か診療を重ねるうちにわかったのは、Dさんが中学でもよい成績を取ろうと夜遅くまで勉強するようになったこと、そして、仲良くなった友達と一緒に部活も真面目に挑戦していることでした。

起立性調節障害を発症する子は、親のいうことをよく聞き期待に応えようとする、他人に迷惑をかけない、協調性が高い、いわゆる「いい子」が多いと感じます。もちろん、いろいろな性格の子がいますが、いい子のなかには親や周りの人間に気を遣い、自己主張をせずにがんばることでほめられてきた子もいます。そういう子が思春期に入り自我が芽生えたことで、ストレスを抱えるようになったという可能性も考えられます。

◇親のいうことをよく聞いてきたEさんのケース

Eさんは、周囲の大人からも評判がよい、手のかからない子でした。中学受験でお母さんの母校に合格したときには家族でお祝いをしたそうです。中学ではすぐに友達ができて楽しく学校に通っていましたが、2年生のゴールデンウィーク明け頃から、朝なかなか起きられない日が続きました。心配したお母さんがEさんを連れて病院を受診したところ起立性調節障害と診断され、通院を開始しました。話を聞いていくと、「最近学校の勉強に追い付けないし、本当に趣味の合う友達もいない。考えてみると、自分でこの学校を選んだわけではない」といったことで悩んでいるようでした。「自分自身」について意識し始めたことが、発症のきっかけの一つになったのかもしれません。

また友達との付き合い方を見ると、自分がリーダーになって仲間を集めるタイプよりは、「誘ってもらって遊ぶ」というタイプの子どもの方が多いかもしれません。

◇友達との付き合いで寝るのが遅くなっていたFさんのケース

起立性調節障害で学校を休みがちになっているFさんは、夜には元気になるので学校の友達グループとオンラインゲームを楽しんでいます。友達が夕飯や宿題を終えた時間から一緒に始めて、解散するのは深夜1時過ぎになってしまうこともあるようです。起立性調節障害の治療をするにあたり寝る時間を早くしていきたいのですが、ゲームは楽しいし、友達と会話もできるのでやめたくありません。誘ってくれた友達に「先に抜けるね」と言い出すのは気まずいのでずいぶん悩みましたが、ゲームの開始時間を早めてもらえないか、勇気を出して相談することにしました。

性格に由来するストレスが原因となってつらい症状があらわれている場合は、うまく対処する方法を治療のなかで探っていく必要があります。

体格に関する傾向では一般に、「華奢で線の細い子が多い」といわれることもありますが、実際に受診する子どもは、動かなくなったことで体重が増えた子など、さまざまです。

心理的ストレスがない起立性調節障害の場合もある

ここまでに挙げたような性格に由来する心理的ストレスが、起立性調節障害を発症させたり、悪化させたりするきっかけになっている子をよく見ます。好きなことや興味のあること、得意なこと、将来の夢を見つけて目標に向かって進んでいくことで、症状が軽減し、高校や大学、専門学校に通えるようになる子もたくさんいます。前向きになれないときなど、まずは子どもが好きなことを周りが否定せずにやらせてあげることも大切です。

しかし、心理的ストレスはなく、自律神経の機能不全だけを起こして発症するケースもあります。その場合は、治療において心理的なサポートを必要とせずスムーズに回復していくことも多いです。

SECTION 8

起立性調節障害を長引かせないために

それぞれの起立性調節障害

　ここまで、起立性調節障害の概要を説明してきました。紹介したいくつかのケースからもわかるように、その症状や原因、発症のタイミング、経過、回復までの期間など、病気の経緯は十人十色です。また、指導や治療、対応に関しても、共通する点はありますが、子どもの状態や環境によってそれぞれにあわせ、適切に進めていく必要があります。とくに心理的ストレスが影響している場合は、子どもの話を丁寧に聴いてその原因を探り、問題解消を目指して向き合っていくことがとても大切です。

　なかには人間関係のストレスなどで登校できなくなり、朝起きる必要がなくなって生活リズムが乱れたり運動量が減ってしまうことで、素因を持っていた子が起立性調節障害を発症していることもあります。その場合は、自律神経の機能を調節しただけで登校できるようになることは少なく、不登校となった要因への対策がより強く必要になります。

起立性調節障害の経過

子どもが朝なかなか起きられず、体調不良を訴えるような状況が続く場合は、起立性調節障害を疑い、一度かかりつけの小児科医に相談してみることをお勧めします。

生活に支障が出ないような軽症のうちは、2～3ヵ月で回復することも多いですが、その後翌年の同じ時期に再発することもあります。また、中等症以上でも適切な治療や対応をすると、高校生の間には改善することが多いとされています。そのためには、早い時期に診療を受け、適切な治療や対応を始めることが大切です。症状が悪化するほど回復までの期間は長くなる傾向にあります。ときには回復の兆しが見えないように感じられることもありますが、治療から離れないようにして少しずつ改善の道を探ってください。

可能であれば、高校生の年齢の間に生活リズムを調整し、日中は起きて少しずつ活動できるようになっていることが望ましいでしょう。そのためには楽になる時間帯に少しずつ身体を動かし、何かやりたいこと、できることから始めていくとよいでしょう。

ただ、重症例などで、成人になっても症状が続く場合もあります。また、思春期の時期に改善し、ほぼ治ったと感じられても、成人になって体調不良時などに症状が出現することもあります。自分に無理のないペースを意識しつつ、生活を送れるよう心がけてください。

CHAPTER 2

病院を受診する

SECTION 1

初めて受診する

他の病気の可能性もあわせて調べる

朝、なかなか起きられない子どもを「ただの朝寝坊」「怠けているだけ」と考えていると、医療機関を受診することに二の足を踏んでしまうかもしれません。しかし、起立性調節障害が疑われる場合には、子どもが訴える「朝のつらさ」を改善するためにも医療機関の受診を検討してみましょう。起立性調節障害ではなかったとしても、検査などで別の病気が見つかる可能性もあります。

また、「朝、起きられない」症状からすでに生活に支障が出ている場合は、早めに受診するようにしましょう。起立性調節障害は早期に治療を始めた方が回復するまでの期間が短くなる傾向があると考えられます。

かかりつけの小児科などを受診する

現在、起立性調節障害の診断や治療は、日本小児心身医学会の「小児起立性調節障害診断・治療ガイドライン」に沿って行われています。そのため、起立性調節障害はどの小児科でも診療を受けられます。

小学生や中学生の子どもであれば、まずはかかりつけの小児科医に相談するのがよいでしょう。その子の病歴や個性を理解していて、どんな変化が起きているのか伝わりやすく、通いやすいといった利点もあります。

ただし、少ないスタッフで診療しているクリニックなどでは、なかなか専門的な起立性調節障害の検査（50～53ページ）を行う時間が取れなかったり、丁寧に問診を行うことが難しい場合もあります。また、起立性調節障害は心理的ストレスが関わっているケースも多く、そのサポートのためには診察にも時間を要します。子どもの状態によっては、より専門的な対応ができる病院を紹介されることがあるかもしれません。

総合病院では、起立性調節障害の専門外来を設けているところもあり、専門外来では「小児起立性調節障害診断・治療ガイドライン」に従った検査や診断、治療を行っています。ただし、予約をとれるのが数ヵ月以上後になることもあって、待っていると治療開始が遅くなってしまう上に、他の病気の可能性を調べる検査もできません。先につらい症状に対する診療を受けるため、医療機関を受診することが望ましいと考えます。多くはありませんが、たまたま初診の待ち期間が短かった子どもで、脳、神経、甲状腺、腸管などのほかの病気が早期診断できて、治療が間に合った例もあります。

高校生以上なら何科を受診する？

起立性調節障害の発症時期は、小学校高学年から中学生が多いとされています。ただし、発症が高校生以降になるケースや、中学生のうちに発症していても、症状が徐々に重くなって初めて受診するのが高校生以降になるケースなども多くあります。

しかし、大学病院などの総合病院の小児科は、初診の対象を15歳（中学生）までとしていることがあるため、高校生以降では小児科で診療を受けられないこともあります。高校生以降の子どもがかかる病院を探す場合、まずはかかりつけ医に相談してみましょう。また症状が多様な場合などは、総合診療科のある病院がよい場合もあります。

また、毎朝頭痛に悩まされているなら神経内科や脳神経外科（頭痛外来など）、腹痛が続くのであれば消化器内科、動悸が強ければ循環器内科、心理的ストレスが強い場合は心療内科など、つらい症状によって受診先を選んでもよいでしょう。ただし、起立性調節障害は小児科が対応するケースが多いため、それぞれの科では起立性調節障害を疑われない可能性も考えられます。

日本小児科学会は２００６年に「小児科医は子ども達が成人するまで見守ります」と、診療の対象年齢を20歳まで広げることを提言しています。これは「小児科は、心身共に成長・発達過程にある子どもが成人するまで継続的にサポートする」という姿勢であることを意味します。小児科で診療していた子どもが成人科に移行する時期を20歳まで上げるということで、15歳から20歳の初診の診療ができるかは、医療機関によって異なりますので、それぞれの医療機関に確認してから受診しましょう。

子どもと保護者で一緒に受診する

起立性調節障害かどうかを調べるためには、子ども本人に話を聴き、検査を受けてもらう必要があります。子どもと保護者が一緒に受診するようにしましょう。医師がそれぞれと話をし、問診をすることで、状況をより詳しく理解、判断し、適切な検査や治療方法を選ぶことができるようになります。

子どもが、感じているつらさや学校でのことをすべて保護者に伝えているとは限りません。そのため、子どもの状況について保護者にわからないことはありますが、状況を説明するのが苦手な子どものサポートはできると思います。

◇家族につらさを相談しなかったGさんのケース

Gさんは幼い頃からしっかりした子で、わがままを言ったりすることもほとんどありませんでした。小学校5年生のある時期から朝トイレにこもったりすることが増え、青白い顔をして学校に向かうようになったので、家族は「どこか悪いところがあるのか」、「もしかすると学校で嫌なことがあるのか」と不安に思っていました。ただ、本人に学校でのことを聞いても「別に大丈夫」としか言ってくれません。

ある日朝礼中に倒れたと連絡があり、病院で検査をしたところ、起立性調節障害と診断されました。

問診でGさんに質問をすると、毎朝のように頭やお腹が痛くなること、朝つらいのを我慢すればだんだん体調がよくなってくること、朝のつらさが出始めたのは2ヵ月くらい前だということ、だんだんつらくなっていて不安なことなど、いろいろと話してくれました。一緒にいたお母さんは「そんなこと教えてくれなかったじゃない」とびっくりしていましたが、Gさんはお母さんに過剰に心配されたくなくて、伝えていなかったようでした。

起立性調節障害が疑われる子どもの場合、自分でも不調の原因がわからないまま、つらい症状に悩んでいることが多いです。保護者と一緒に病院を受診したがらない子どももいるかもしれませんが、「つらい症状の原因を探り、つらさを解消するため」と説明すれば納得して病院へついてきてくれるのではないでしょうか。

受診する時間帯は基本的には、朝など症状が強く出ている時間帯での受診が難しければ、子どもが元気でいられる午後などの時間帯に受診するのでかまいません。

子ども自身が病院に行くのをどうしても嫌がるときは、医療機関に確認したうえで、了解が得られれば、まず保護者だけで受診してよい場合もあると考えます。医師は保護者から子どもの様子を聞いて対応を考えたり、相談にのったりすることができます。保護者のみが来院し、子どもへの対応や環境の変化に取り組むことで、子どもにも伝わり、少しずつ症状が改善したり、子どもの受診につながることもあります。

納得のできる治療を継続する

起立性調節障害は、現在のこと、少し先のことを考えながら治療の計画をたてていきます。そして、その治療をしっかり継続することが回復への近道です。

実際のところ、病院ごとに対応できる内容は異なり、また、対応する医師によって治療方針の選択には違いがあります。そのなかで治療を継続するためには、子ども本人や保護者が治療内容を正しく理解し、納得することがとても大切です。わからないことがあれば積極的に質問しながら病気と向き合うようにしましょう。

SECTION 2

起立性調節障害のセルフチェックをしてみる

セルフチェックで子どもの状況を整理する

生活に支障をきたすほどではないが起立性調節障害が疑われるとき、受診を迷っている場合など、まずは簡易的にセルフチェックを行ってみてもよいでしょう。

49ページの上段は、起立性調節障害によくある自覚症状を基準にしたチェック項目です。当てはまるものがあるか、それはどの程度起こっているのか、子どもと一緒に確認してみましょう。

また、下段には、「生活リズム（睡眠時間を含む）」を書き込むシートの例を挙げました。睡眠時間は十分にとれているか、どの時間帯に動けているか、など子どもの生活の様子を振り返ります。睡眠時間が十分でなかったり、時間帯が後退していたりすれば、調整することで症状が軽くなるかもしれません。

これらは問診の際に問われることも多い項目です。そして、正確な診断を行うためには51～53ページで紹介するような検査を行います。

自覚症状からみる起立性調節障害のセルフチェック

自覚症状 次のような症状は起こりますか？

症状	有／無	頻度	いつから
●立ちくらみ、あるいはめまいを起こしやすい			
●立っていると気持ちが悪くなる、ひどくなると倒れる			
●入浴時あるいは嫌なことを見聞きすると気持ちが悪くなる			
●少し動くと動悸あるいは息切れがする			
●朝なかなか起きられず午前中調子が悪い			
●顔色が青白い			
●食欲不振			
●臍疝痛《さいせんつう》（おへそ周辺の痛み）をときどき訴える			
●倦怠あるいは疲れやすい			
●頭痛			
●乗り物に酔いやすい			

➡３つ以上当てはまる場合や２つでも強く疑われる場合には、起立性調節障害の可能性があるため、検査を考えます。

生活リズムを見直す

生活リズム 直近の生活リズムを書き入れ、確認してみましょう。

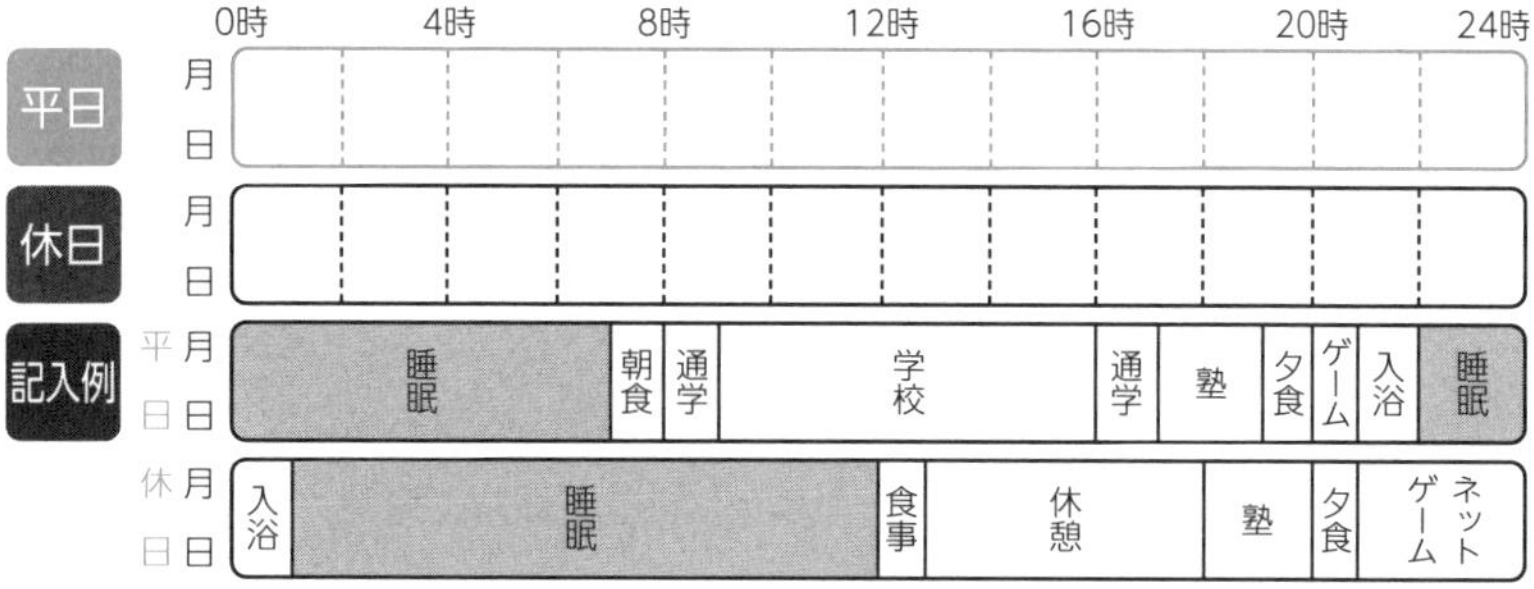

➡まずは、睡眠時間が十分とれているか確認しましょう。

SECTION 3

受診してからの流れ

問診と診察、一般的な検査から始める

起立性調節障害を疑って病院を受診するとき、（問診票が用意されている場合は）まず問診票に現在の症状や経過を書き込みます。いくつかの医療機関に通っていた場合には、「いつ頃、どんな病院を受診して、どんな検査を受けたか。どう診断されて、どんな治療を受けたのか」を書けると状況が伝わりやすいです。また、生活リズムや家庭環境、学校生活の様子など、起立性調節障害に関連する質問項目に答えていきます。49・51ページのチェックシートの項目がそれに近いでしょう。

問診票の記入が終わったら、それに沿った問診と診察があります。丁寧に時間をかけて問診を行うなかで、医師は子どもの思いや性格、心の状態、親子関係などを含め、治療につながる情報を理解していきます。子どもだけ、保護者だけ、両者そろって……と、それぞれが話しやすいよう別々に問診の時間を設けることもあります。

また、つらい症状が起立性調節障害「以外」の病気によるものではないか調べる必要

があります。一般的には血液検査、尿検査、レントゲン検査、心電図検査などで、「鉄欠乏性貧血」や「甲状腺機能や副腎皮質機能の異常」、「不整脈」などがないかをチェックします。さらに、子どもの状態によっては、ホルター心電図や心エコー、脳のＭＲＩ、脳波、便潜血《べんせんけつ》、内視鏡などの検査を追加することもあります。

起立性調節障害の診断に必要な新起立試験

起立性調節障害を診断するために非侵襲《しんしゅう》性連続血圧測定装置（フィナプレスなど）が使用できない場合は「新起立試験」という検査を行います。この検査は、つらい症状が出やすい時間帯に行う必要があるため、別の日の朝早い時間などに予約を取り直して行うことが多いです。

新起立試験は、横になって安静にした状態か

問診票の質問項目の例

生活習慣

●食事の様子

□ 三食（朝・昼・夜）とっている
□ 朝食がとれないことがある
■ 一日の水分摂取量　約（　　）ml

●睡眠の様子

■ 寝床に入る時間（　時　分）
■ 寝付く時間（　時　分）
■ 目が覚める時間（　時　分）
■ 起き上がる時間（　時　分）

●その他

■ 電子媒体（スマホ・ゲーム・パソコン）などの使用時間（1日あたり）平日（　分）休日（　分）
■ 運動や身体を動かす種類と時間（1日あたり）
平日（種類　／　分）休日（種類　／　分）

ら立ち上がったときに低下した血圧の回復時間や、起立後10分間の血圧と脈拍の推移を調べる検査です。この血圧と脈拍の推移パターンからは、起立性調節障害を4種類のサブタイプに判別することができます。また、身体的症状の重症度も判断されます。

サブタイプや重症度に関しては、58～60ページで詳しく説明します。

複数回の検査で「起立性調節障害ではない」と判断されることがありますが、その場合、朝起きられない症状の原因を改めて考える必要があります。起立性調節障害と似た症状の他の病気（62～63ページ参照）の可能性を調べる検査を行ったり、必要に応じて、他の診療科や医療機関を紹介されることもあります。

「起立試験」と「新起立試験」の違い

新起立試験が行われるようになる以前は、起き上がった後の血圧の回復時間を検査項目に入れず、起立前と起立10分後の血圧や脈拍、心電図の変化だけをみる「起立試験」が行われていました。しかし、この検査では正確に起立性調節障害を診断できなかったため、より正確に起立性調節障害を診断できる新起立試験が行われるようになりました。

ただし、実際に新起立試験を行うためには手間や時間、機器の用意などが必要で、なかなか実施できない場合もあります。なお、最近では新起立試験用に開発された自動血圧計が作られ、使用している医療機関も増えています。

新起立試験法の手順

予約

新起立試験は、症状が出る午前の時間帯に行います。そのため、初診の日には行えないことが多く、別の日に改めて予約します。

説明

新起立試験や、注意事項の説明があります。起立したときの、自覚症状を覚えておくようにします。

立ちくらみ、頭痛、気持ち悪さ、動悸、怠さなどの症状について説明し、立っているのが難しくなればすぐに座って横になれることをしっかり伝えます。

横になる

検査を行うベッドに仰向《あおむ》けに横になり、10分間以上安静にします。血圧・脈拍を測定する器機を装着します。

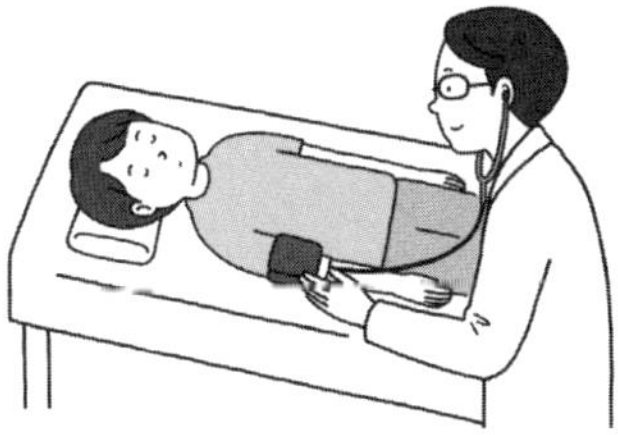

安静時の計測

横になった状態のまま、血圧（収縮期／拡張期）を３回測定し、中間値（３回の測定値の内、真ん中の値）を安静時の血圧に決定。脈拍も測ります。

起立する

起き上がって、ベッドの脇に立ちます。体調に問題がなければそのまま10分間立っています。

注意

新起立試験の途中で倒れそうになり立っていられなくなることもあります。立っているのが難しい場合は途中でもすぐに横になります。

起立後の計測

起立し、血圧が一時的に下がってから元に戻るまでの時間を測定。また、起立後1，3，5，7，9，10分（可能なら1分ごと）の血圧・脈拍を測ります。

横になる

10分間立っていられた場合は横になり、血圧・脈拍を数回測定。途中で横になった場合も血圧・脈拍などを測定し、状態を確認しながら必要な対応を行い、状態が回復するまで観察します。

終了

結果について、医師から説明を受けます。

心身症としての側面を確認する

1章でも説明したように、起立性調節障害は心理的ストレスが原因となって症状が悪化したり、反対に、起立性調節障害自体が心理的ストレスの原因になることもあります。問診などで、子どもがどのようなストレスを抱えているのかを知るとともに、ガイドラインには下図のようなチェックリストも示されています。心理的ストレスがあれば、治療のなかでサポートします。

病気について理解する

新起立試験を行って起立性調節障害と診断されたら、検査結果を確認しながら、起立性調節障害について説明があります。子どもの身体に何が起こっていて、なぜつらい症状が

心身症としての起立性調節障害診断チェックリスト

1　学校を休むと症状が軽減する
2　身体症状が再発・再燃をくり返す
3　気にかかっていることを言われたりすると症状が増悪《ぞうあく》する
4　1日のうちでも身体症状の程度が変化する
5　身体的訴えが2つ以上にわたる
6　日によって身体症状が次から次へと変化する

以上のうち4項目がときどき（週1～2回）以上みられる場合、「心身症としてのOD（起立性調節障害）」と診断する

出典「小児起立性調節障害診断・治療ガイドライン」（日本小児心身医学会）

出てしまっているのか、どうすれば症状がよくなるのか……保護者だけでなく子ども本人もしっかりと理解することで治療への意欲がわき、治療計画がたてやすくなります。小学校4～5年生でも、その子の理解度に合わせて時間をかけ、丁寧に説明すればわかってくれるようです。

また、起立性調節障害の症状が続く間は、めまいや立ちくらみから大きな事故につながる可能性もあります。生活していくうえでの注意事項や対処法についての説明を受け、普段から注意するようにします。具体的な方法は78～89ページでも紹介します。

起立不耐症（OI）とは

ちなみに、アメリカなどの海外では、思春期に発症する病気としての「起立性調節障害（OD：Orthostatic Dysregulation）」に該当する病名は使われず、Orthostatic Intolerance：OIといわれており、日本でいう「起立不耐症」を起こす循環器系の疾患としてとらえられており、主に体位性頻脈症候群（POTS）を中心に研究されています。

起立不耐症は、起き上がったときに脳や上半身に血液が巡らなくなり、症状としてめまいや立ちくらみなどが起こる病気で、機序《きじょ》などはほとんど起立性調節障害と同じです。日本でも、症状が重く思春期を過ぎても回復しない場合や成人の科では、起立不耐症と診断名がつく場合があります。

治療方針を決定する

子どもと保護者が病気について理解し、納得したうえで、治療方針を相談していきます。起立性調節障害は、すぐに治る病気ではありません。つらい症状をなくし、快適な日々を過ごせるようになるため、できることから徐々に始めていくことが大切です。診断後は、治療計画にのっとって2週間から1ヵ月に1度程度のペースで通院します。

焦らず、家族でじっくり向き合いながら進んでいくことが回復までの近道になりますが、「遅刻や欠席が積み重なって、留年してしまう」など、どうしても急ぎたい事情があるかもしれません。状況に合わせた治療計画をたてるために、問診などで悩みをしっかり医師に伝え、解決すべき問題に優先順位をつけることも必要です。

状態に合わせて投薬を選択する

起立性調節障害は、軽症であれば薬を用いることなく回復することも多い病気です。しかし、症状が重い場合には、生活を整える目的で血圧や脈拍を調整するための薬を用いることがあります。また、頭痛、腹痛、朝の吐き気などのつらい症状に合わせ、対症療法として薬を服用することもあります。よく使われる薬の種類や役割については101～104ページで説明します。

起立性調節障害が疑われる場合の診断の進め方

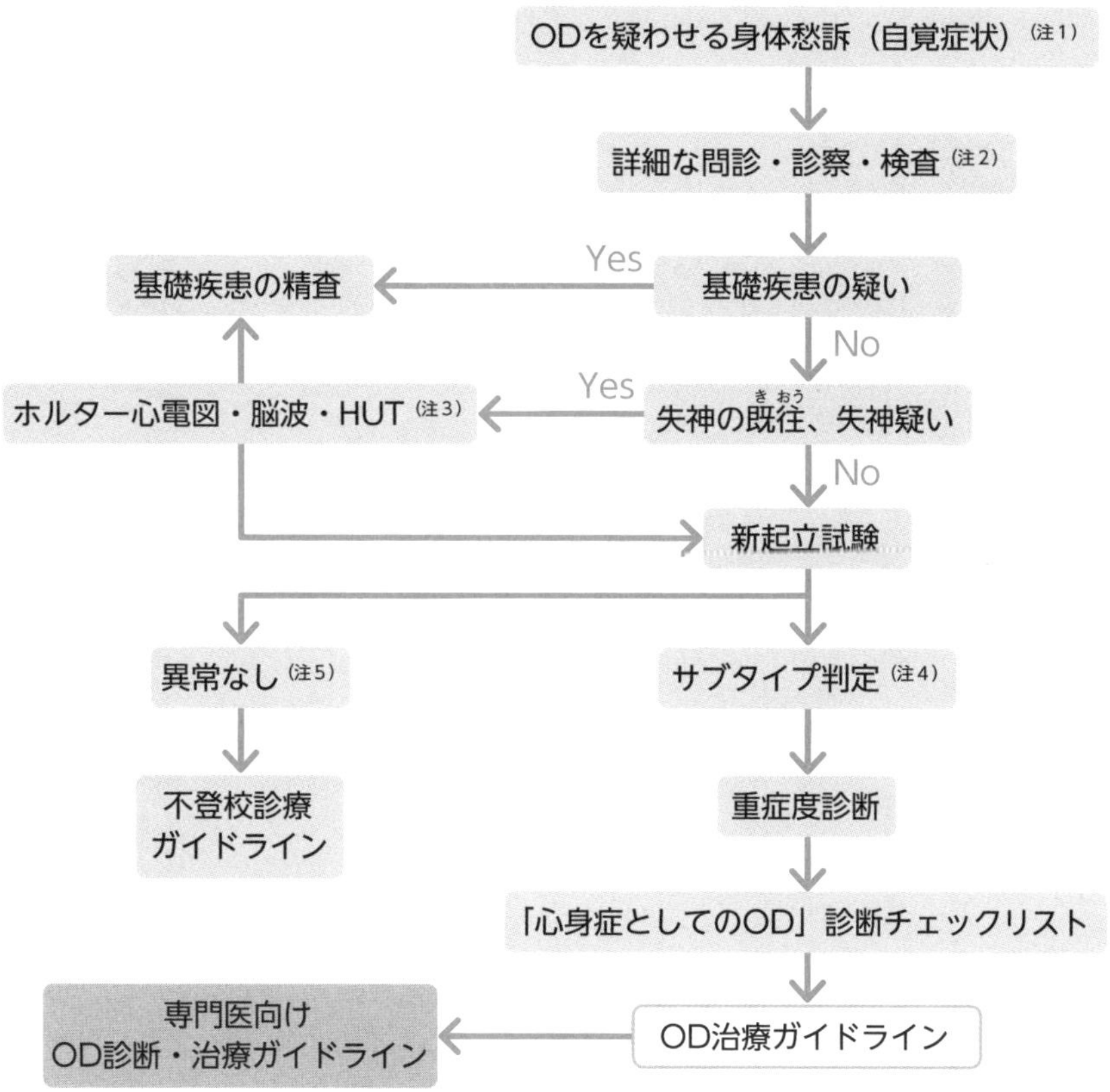

（注１）OD身体症状項目（49ページの「自覚症状」参照）（項目が３つ以上あてはまるか、あるいは２つであってもODが強く疑われる場合には、アルゴリズムに沿って診療する）

（注２）検尿、便潜血、検血一般（電解質・腎機能・肝機能・甲状腺機能・副腎皮質機能・血清鉄・貯蔵鉄などの血液検査）、心電図、胸部X線（または心臓エコー）など

（注３）HUT(Head-Up Tilt)：ヘッドアップティルト試験。脳波検査やホルター心電図などで異常が見つかっても、それだけで患者の症状が説明しきれない場合には、新起立試験に進む

（注４）サブタイプ判定（起立直後性低血圧・体位性頻脈症候群・血管迷走神経性失神・遷延性起立性低血圧）

（注５）異常なしでも起立時の自覚症状が強ければ、１～２週後に再度新起立試験

「小児起立性調節障害診断・治療ガイドライン」（日本小児心身医学会）を改変

SECTION 4

新起立試験でわかる起立性調節障害の詳細

サブタイプを調べる

新起立試験（51～53ページ参照）の結果から、起立性調節障害を4種類のサブタイプに分けて判定します。それぞれ「起立直後性低血圧（INOH）」「体位性頻脈《ひんみゃく》症候群（POTS）」「血管迷走神経性失神（VVS）」「遷延《せんえん》性起立性低血圧（delayed OH）」といい、症状のあらわれ方に違いがあり、サブタイプに合わせた対応や薬の処方が選択されます。同じ子どもに複数回の新起立試験を行うとサブタイプが変わることもあります。傾向としては、起立直後性低血圧と体位性頻脈症候群が同程度に多く、遷延性起立性低血圧はあまり多くありません。起立直後性低血圧は、起立時に動脈内での血液が急激に下半身に移動して血圧が低下し、交感神経がうまく働かないため血圧回復時間が遅れる病態で、立ちくらみや頭痛などが多く、体位性頻脈症候群は、立位の姿勢が続くと下半身に血液が溜まり、静脈から心臓へ戻る血液量が低下するため酸素を体内に送るために心拍数が増加する病態で、全身倦怠感や頭痛、動悸などが多い傾向があります。

4つのサブタイプ

起立直後性低血圧（instantaneous orthostatic hypotension : INOH）

起立直後に強い血圧低下および血圧回復の遅延が認められる
非侵襲《しんしゅう》的連続血圧測定装置などで求めた平均血圧の起立後回復時間≧25秒、または≧20秒かつ平均血圧低下≧60%

［軽症型］
起立中に血圧は徐々に回復する

［重症型］
起立後３～７分に収縮期血圧低下が臥《が》位《い》時の15%以上を持続する

体位性頻脈症候群（postural tachycardia syndrome : POTS）

起立中に血圧低下を伴わず、著しい心拍増加を認める
起立３分以後心拍数≧115／分 または、心拍数増加≧35／分

血管迷走神経性失神（vasovagal syncope : VVS）

起立中に突然に収縮期と拡張期の血圧低下ならびに起立失調症状が出現し、意識低下や意識消失発作を生ずる

遷延性起立性低血圧（delayed orthostatic hypotension : delayed OH）

起立直後の血圧心拍は正常であるが、起立３～10分を経過して収縮期血圧が臥位時の15%以上、または20mmHg以上低下する

起立直後性低血圧と体位性頻脈症候群の両方を満たしている場合には「起立直後性低血圧（頻脈を伴う）」と判断します。

「小児起立性調節障害診断・治療ガイドライン」（日本小児心身医学会）を改変

また、新起立試験では判別できないサブタイプとして、脳血流が低下する「脳血流低下型（起立性脳循環不全型）」や、起き上がってすぐ急激な血圧上昇があらわれる「過剰反応型（hyper response型）」が新たに見つかっています。ただし、検査にはそれぞれ特別な装置が必要で、一部の医療機関でしか判別することができません。

身体的重症度を判断する

日本小児心身医学会の「小児起立性調節障害診断・治療ガイドライン」では、新起立試験の結果と、症状や日常生活状況から、起立性調節障害の「身体的重症度」を推測できるように判定基準を定めています（61ページ参照）。

それぞれの血圧・脈拍推移のパターン例

※非侵襲性連続血圧測定装置を使って測定した場合

緑の矢印部分で起立。黒の矢印部分では失神が起こった。

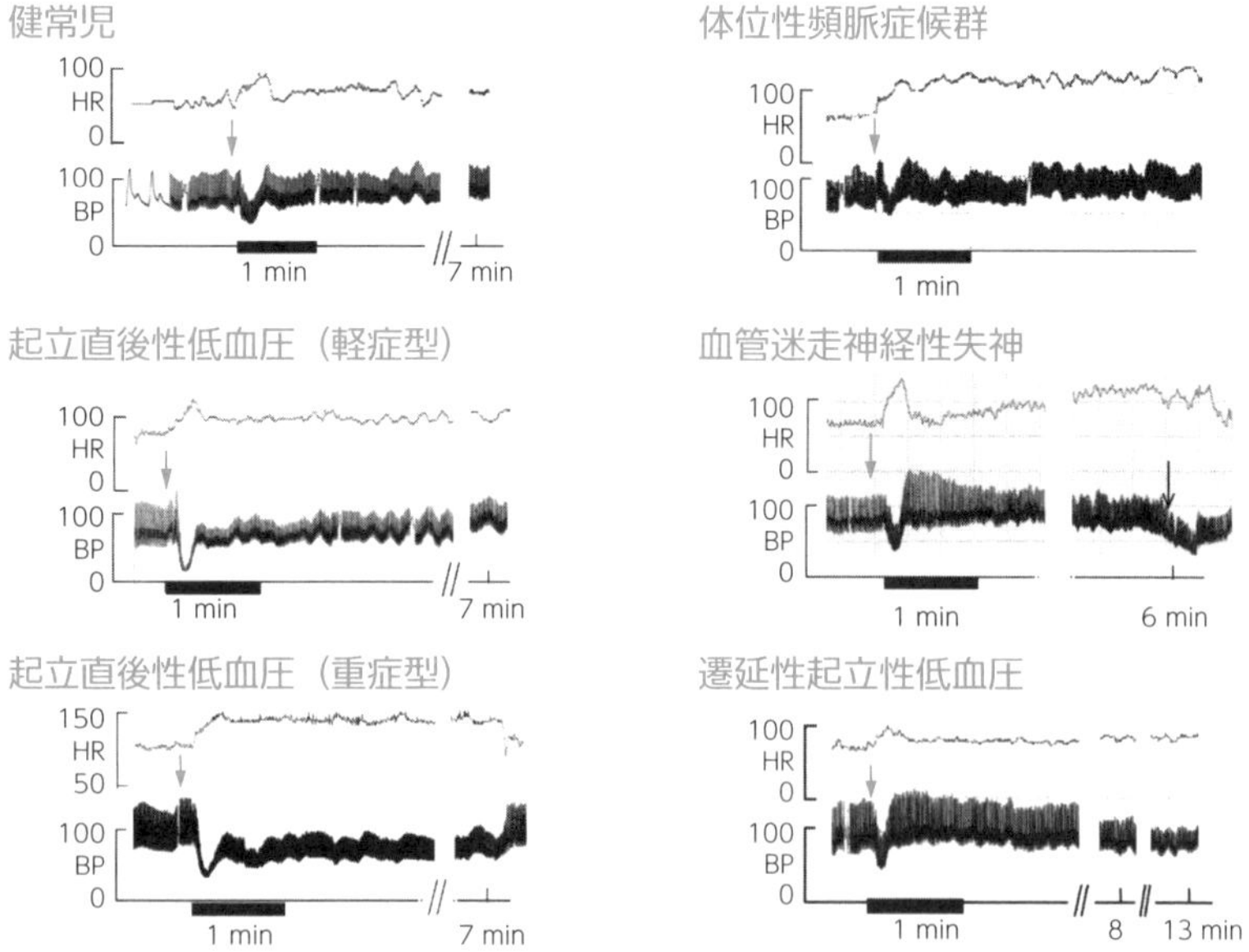

「小児起立性調節障害診断・治療ガイドライン」（日本小児心身医学会）をもとに作成

倦怠感や頭痛、腹痛など症状の感じ方は他の人と比較することができないうえに、表現が苦手な場合も多く、どの程度つらいのか正しく判断できないこともありますが、この基準に照らし合わせることで適切な治療計画の選択に役立ちます。

しかし、新起立試験の結果からみた重症度と、症状や日常生活状況でみられる重症度が一致するとは限りません。試験の結果で「軽症」と判断された場合でも、本人が「とてもつらい」と感じていることもあるため、子どもの様子をみながら慎重に説明します。子どもが「理解してもらえない」「誤解されている」と感じると、不信感やストレスにもなり、回復が遅れる可能性もあります。

身体的重症度の判定基準

	身体的重症度		
	軽　症	中等症	重　症
起立直後性低血圧 (INOH)	軽症型 (血圧が回復するタイプ)		重症型
体位性頻脈症候群 (POTS)	起立時心拍≧115 or 心拍増加≧35		起立時心拍≧125 or 心拍増加≧45
血管迷走神経性失神 (VVS)	INOHまたはPOTSを伴わない		INOHまたはPOTS を伴う
症状や 日常生活状況	時に症状があるが 日常生活、学校生活 への影響は少ない	午前中に症状が強く、 しばしば日常生活に 支障があり、週に 1～2回遅刻や欠席 がみられる	強い症状のため、 ほとんど毎日、 日常生活、学校生活 に支障をきたす

(注) 遷延性起立性低血圧の重症度を判定できる基準はまだない
INOHは、起立時心拍≧115または心拍増加≧35、もしくは起立時心拍≧125または心拍増加≧45を伴う場合、それぞれINOH中等症、INOH重症と判定されます。

「小児起立性調節障害診断・治療ガイドライン」(日本小児心身医学会)を改変

SECTION 5

起立性調節障害と似た症状があらわれる病気

適切な治療のため、正しく診断する

起立性調節障害と似た症状があらわれている場合、次のような病気の可能性もあります。元にある病気（基礎疾患）について診断し、先に治療することが必要です。頻度は多くありませんが、それらの病気の主なものを示します。

■鉄欠乏性貧血

身体内の鉄分が不足することで、酸素を全身に届けるヘモグロビンが十分に作れない状態の貧血です。酸素不足が全身で起こるため、倦怠感や立ちくらみ、動悸、息切れなどさまざまな症状があらわれます。血液検査で鑑別されます。

■甲状腺機能低下症・甲状腺機能亢進症

甲状腺の活動が変化し、甲状腺ホルモンの分泌が低下・亢進《こうしん》する病気です。甲状腺ホルモンは全身の代謝や自律神経の活動に関わるため、さまざまな不調を引き起こします。低下症と亢進症では逆の症状があらわれますが、いずれの場合も起立性調節障害が疑われることがあります。血液検査などで鑑別されます。

■副腎皮質機能低下症

副腎皮質ホルモンの分泌量が減少して、強い倦怠感や朝起きにくい、低血圧、筋力の低下、気分障害などの症状があらわれます。血液検査でホルモン値をみることで鑑別されます。

■不整脈

心拍のリズムが不規則であったり、速すぎたり（頻脈《ひんみゃく》）、遅すぎたり（徐脈《じょみゃく》）する場合や、心臓内での電気刺激の伝わり方が異常であるなど、心拍リズムの異常が起こる病気です。動悸を感じたり、脱力感やめまい、失神などの症状があらわれます。早急な対応が必要な場合もあります。心電図検査などで鑑別されます。

■その他

まれですが、「脳腫瘍」や「神経疾患」などの病気が診断されることもあります。また、外傷などが原因で脳脊髄《せきずい》液が漏れ出し、脳脊髄液圧が低下している「脳脊髄液減少症」という病気もあります。起き上がったときに強い頭痛があらわれるほか、めまいや倦怠感などがあらわれることもあり、脳や脊髄のＭＲＩなどで鑑別されます。

また、神経内科や精神科などで「小児慢性疲労症候群」と診断されることもあります。これは、疲労感や倦怠感、睡眠リズムの異常が長期間続く子どもの病気で、意欲や集中力の低下、不登校に陥りやすいのも特徴です。

そのほかに消化管など腹部の病気のこともあります。

SECTION 6

さまざまな睡眠のパターンや異常

「睡眠・覚醒リズム」と向き合う

「学校に遅刻してしまう」「行けたとしても体調が優れず、つらい」という思いが心理的ストレスになって、起立性調節障害を悪化させていることがよくあります。このストレスは、子どもの睡眠・覚醒リズムが現在の学校生活に適していないことと深く関わっています。

このストレスを取り払うためには、睡眠・覚醒リズムを学校生活に合わせていくか、睡眠・覚醒リズムに合わせて学校生活を変えるかのどちらかを考える必要があります。例えば、「睡眠時間を十分とるために、寝る時間を早める」といったように、まずは睡眠・覚醒リズムの調整を検討することになるでしょう。

ただ、睡眠・覚醒に関わる概日《がいじつ》リズムは簡単にコントロールできないことも多いです。とくに、これから挙げるような「睡眠相《そう》後退症候群」などの概日リズム異常や、夜型の体質の子どもの場合は、調整が簡単ではないかもしれません。

概日リズムのズレが引き起こす「睡眠相後退症候群」

睡眠相後退症候群では、概日リズム（21ページ参照）が後ろにずれているため「なかなか寝付けず、なかなか起きられない」という状態が続きます。毎日午前3～6時頃に眠くなることが多いですが、睡眠時間は健康的な睡眠リズムの人と同程度に必要なため、必然的に起床時間が遅くなります。

睡眠相後退症候群は、多くが思春期から青年期に発症します。これは、概日リズムが年齢によって変化していくことと関係していると考えられます。睡眠リズムは概日リズムにコントロールされ、一般的に、思春期以前は朝型の傾向を示し、その後徐々に夜型に移行して、第二次性徴期頃になると急速に夜型化します。夜型のピークは15～17歳前後（男の子が17・2歳、女の子が15・7歳）で、その後はまた朝方に戻っていきます。つまり、夜型のピークの時期は睡眠相後退症候群を発症しやすく、また、起立性調節障害を発症しやすい時期とも一致しています。

睡眠相後退症候群の子どもの場合、学校の登校時間などに合わせて起きようとしても起きられず、大切な予定があったとしてもそれは変わりません。睡眠・覚醒リズムのズレは概日リズムのズレに起因しているため、朝に日光を浴びるなどして調整します。

一方、睡眠相後退症候群ではない大学生などが夜更かしをして朝寝坊することがありますが、重要な予定や楽しみな予定があれば早い時間に起きられ、また、数日で規則正しい生活リズムに戻すことができます。

もって生まれた睡眠タイプ

睡眠相後退症候群は思春期から青年期頃に発症することが多い病気ですが、そもそも人間は生まれつきの遺伝子で、体質的に「朝型／中間型／夜型」の傾向が決まっています。この傾向分類を「クロノタイプ」と呼びます。

一般的な学校や会社が求める生活は、夜型の人には適していません。睡眠時間を確保しようと思っても夜はなかなか寝付けず、朝は無理をして起きる……ということになってしまいます。また、睡眠不足の状態で活動するため、集中力が上がらず、生産性が低くなってしまいます。

睡眠相後退症候群の特徴

- 習慣的に睡眠の時間帯が後退していて、社会生活を送るための起床時間が守れない。
- 自分にあったリズムで生活すると、睡眠や起床の時間は後退しているが、睡眠の質は問題ない。
- 睡眠日誌を付けるなどして確認すると、少なくとも一週間は後退した生活リズムが続いている。
- 他の睡眠障害や神経疾患、精神疾患、薬物使用などが原因ではない。

睡眠相後退症候群の睡眠リズム

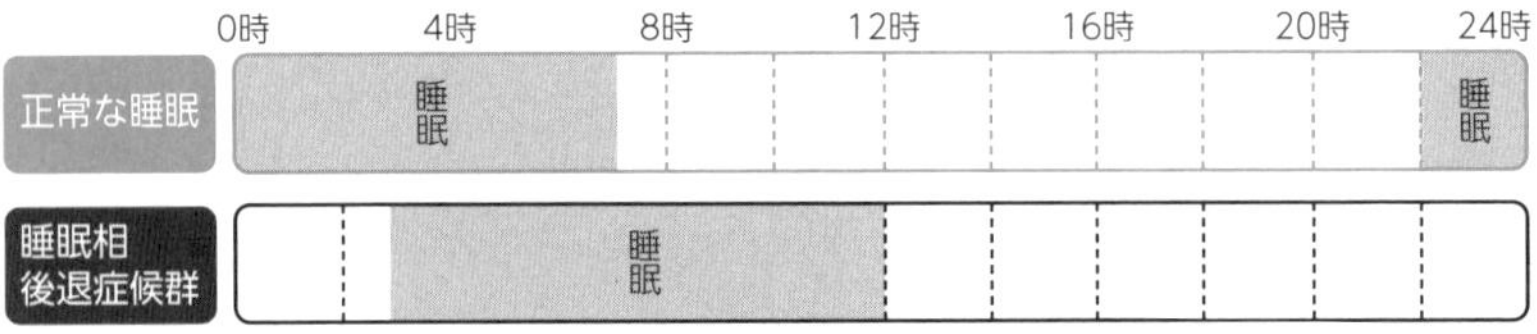

遅い時間にしか寝付けず、必然的に起床時間も遅くなる。学校などの社会生活に適さないため、無理に起床しても午前中は体調がすぐれないことが多い。

睡眠相後退症候群と夜型の子どもへの対応

睡眠相後退症候群、もしくは夜型の人が朝早く起きられるように概日リズムをコントロールしたい場合、まずは朝の時間帯に日光を浴びることから始めます。日光の刺激が脳の視床下部の視交叉上核《しこうさじょうかく》に届くと、概日リズムを早めに調整するよう松果体《しょうかたい》に指令を出し、メラトニンの分泌を抑制します。そうすることで日中はメラトニンの分泌が少なく、夜間に大幅に増加するリズムが生じます（30ページ参照）。より強い対応が必要なときは、眠りたい時間を考え、適切な時間にメラトニンの受容体に作用する薬（104ページ参照）を服用してスムーズに眠りに入れるよう調整することもあります。

朝型／夜型タイプの一日の過ごしやすさ

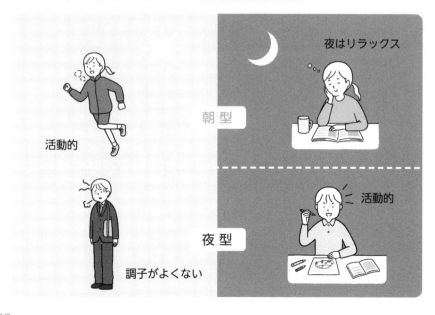

◎「睡眠日誌」を活用する

起立性調節障害などで自分の睡眠・覚醒リズムをコントロールしたいとき、まずは状態を把握する必要があります。そのためによく使われるのが「睡眠日誌」（69ページ参照）です。24時間のなかで、布団に入った時刻、眠りについた時刻、目を覚ました時刻、布団から起き上がれた時刻がわかるように塗り分けるもので、毎日継続して記録します。睡眠時間や睡眠・覚醒リズムの変動が見やすくまとまるため、自分の睡眠状態を認識しやすく、受診時には医師と一緒に確認できるので役立ちます。

◇睡眠時間をコントロールすることにしたHさんのケース

Hさんは高校受験に備えて塾に通うようになってから、帰宅時間が夜の10時過ぎになることもありました。帰宅後に夕飯を食べ、お風呂に入ってから寝ます。起立性調節障害の治療を始めて睡眠日誌を付けてみると、とくに塾のあった日は布団に入ってから寝付くまでの時間が長く、次の朝もなかなか起き出せないことがわかりました。そこで、塾のある日は塾の前に夕飯をとって、帰宅後はすぐお風呂に入ることにしました。また、テスト前は勉強で寝る時間が遅くなりがちでしたが、いつも通り早く寝る努力をするそうです。

睡眠日誌の例（生活指導前）

眠っていた時間帯　床についたが、目が覚めていた時間帯
眠気の強かった時間帯　薬を服用した時間

※ 昼寝の時間帯や日中の眠気も記入します
※ 日中の気分に○を付けます

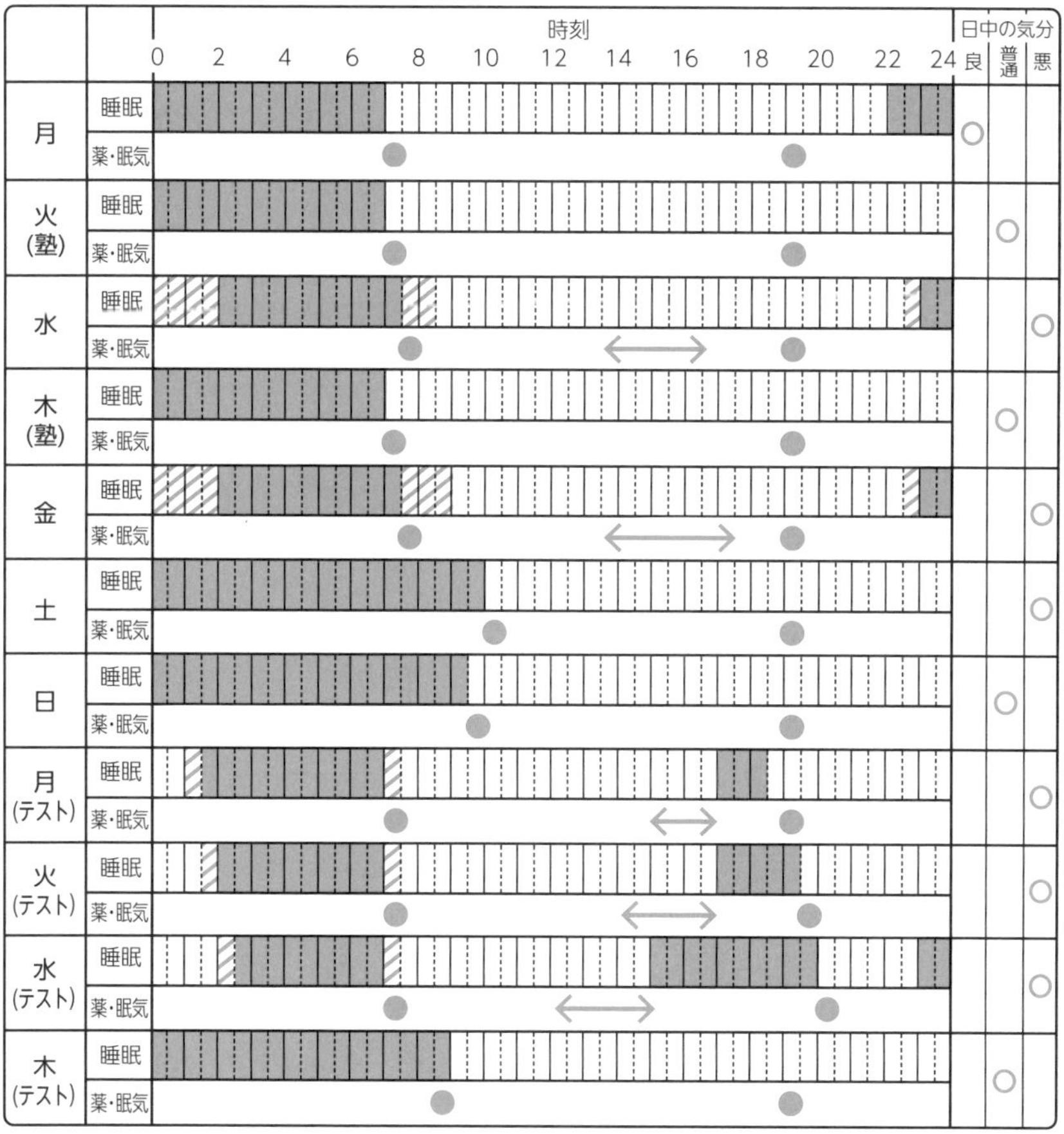

ドクターより

塾のある日は寝付くのが遅くなってしまい、テストの前にはますます睡眠時間が短くなっています。本来は9時間程度の睡眠時間が必要と思われます。

SECTION 7

神経発達症との関係

神経発達症と起立性調節障害の併発

「神経発達症」は一般的に呼ばれる「発達障害」より広い範囲を指すと考えられて、これによる脳機能の特性をもつ子どもたちでは起立性調節障害を併発していることも多いとされています。神経発達症は幼い頃から症状があらわれる病気のため、神経発達症と診断を受けた後に起立性調節障害を発症して治療を始めるケースもよくあります。反対に、起立性調節障害の診断を受けてから神経発達症に気付くこともあります。

神経発達症の中には、自閉スペクトラム症（ＡＳＤ）や注意欠如・多動症（ＡＤＨＤ）の子どもたちがいます。ＡＳＤは特定の対象に強いこだわりをもっていたり、人とのコミュニケーションや、周囲と協調して行動するのが苦手という子どもが多く、ＡＤＨＤでは落ち着きがなかったり、覚えることや注意を保つことが苦手という子どもが多いです。そのため学校生活にストレスを感じやすく、それが起立性調節障害を発症する原因の一つとなっているのかもしれません。

併発している場合は不登校につながりやすい

学校生活の難しさから、神経発達症と起立性調節障害を併発している子どもは不登校につながりやすいと考えられています。

とくにＡＳＤの併発が多いとされていて、ＡＳＤの場合は一つのことに集中しやすい傾向などもも重なって、身体を動かす機会が一層減ってしまうことも要因の一つであるかもしれません。デコンディショニング（27〜28ページ参照）は起立性調節障害を悪化させるため、注意が必要です。

◇神経発達症を疑われていたＩさんのケース

Ｉさんは幼い頃、両親による自治体や医

さまざまな神経発達症 DSM-5による分類より

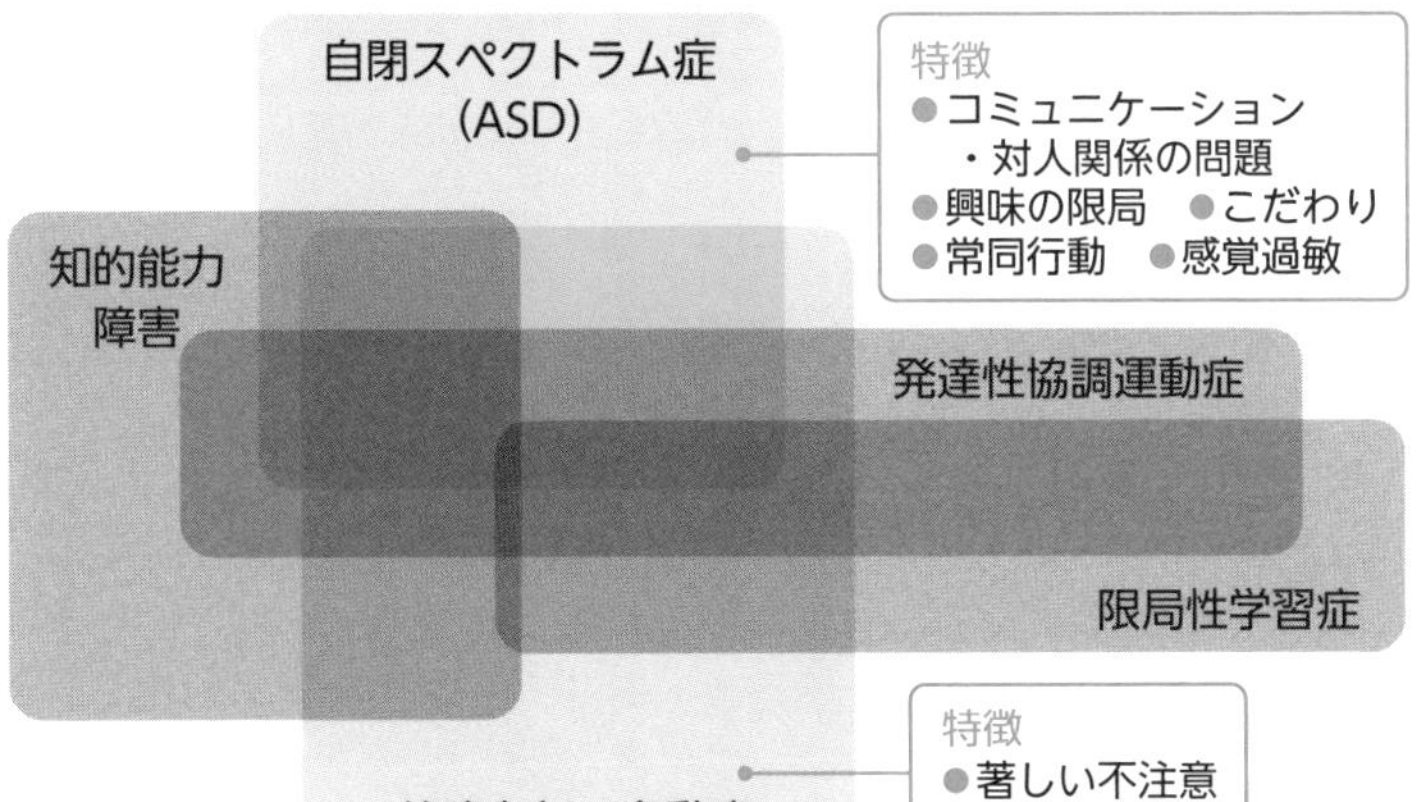

主な神経発達症を上に示しました。神経発達症の分類の中で複数の特徴を併せもつことも多いですが、とくに起立性調節障害との関連が指摘されているのが、自閉スペクトラム症（ASD）と注意欠如・多動症（ADHD）です。

療機関への相談の中で軽度の神経発達症を疑われていました。対処方法を教わることでずいぶん過ごしやすくなり、その後はとくに大きな問題もなく学校に通っていました。

しかし、小学3年生になると友達との間でトラブルが起こることがありました。小学4年生になると友達との関係がうまくいかず、学校を欠席して家で好きなことをして過ごす日が増えました。

学校のある日にお父さんがIさんを起こそうとすると、「気持ち悪い」と言って布団から出ないこともありました。その際体調が悪そうだったので小児科を受診したところ、起立性調節障害と診断されました。起立性調節障害について説明を受け、まずは学校に行かない日にも軽い運動をするなど、身体を動かすことから取り組みました。そして、神経発達症についても新たに検査や診療を受け、自治体や学校での対応も始まりました。

CHAPTER

3

起立性調節障害を治療する

SECTION 1

治療の流れ

起立性調節障害の治療は多角的に進む

起立性調節障害は自律神経の機能不全から起こる病気ですが、社会環境的な要因や心理的ストレスが影響を及ぼすことで、病気を発症させたり症状を悪化させていることも多いです。そのため、「検査をして、薬を飲んだらすぐによくなる」というものではありません。診療では、社会環境的な要因を調整し、子どもが抱える心理的ストレスの原因を解決していくことも必要になります。

起立性調節障害のサブタイプや重症度を判断する新起立試験（51～53ページ参照）だけでは、子どもの現状を詳しく知ることができず診療においては「問診」が重視されます。詳しい問診には時間がかかるので、医師と子どもとの間に信頼関係が生まれ、話せる内容が増えることで治療が進むこともあると考えます。また、問診では医師と子ども、保護者がそろって話をすることもあれば、子どもと保護者それぞれ別に話をすることがありますが、子どもが保護者には話しづらい悩みを打ち明けたことで、その話が治療に役立つこともあります。

起立性調節障害の症状を抑えるため、日常生活や学校・塾などの環境を調整することも治療の一環です。これは決して「医師の指示通りに生活する」ということを意味するわけではありません。医師と相談しながら、子どもが「どのように病気を治していくか」を自分で決めて、実行していくことが重要です。環境の調整については105〜106ページや134〜139ページなどでも触れます。

このように、起立性調節障害の治療は、病気の状態や、子どもがおかれている状況に合わせて多角的に進んでいきます。

治療を進めていくなかで、順調に回復することも、また反対に症状が再び悪化することもあります。焦らずに向き合って、一喜一憂しすぎず長い目で見た方が回復に気づきやすくなります。

治療フロー

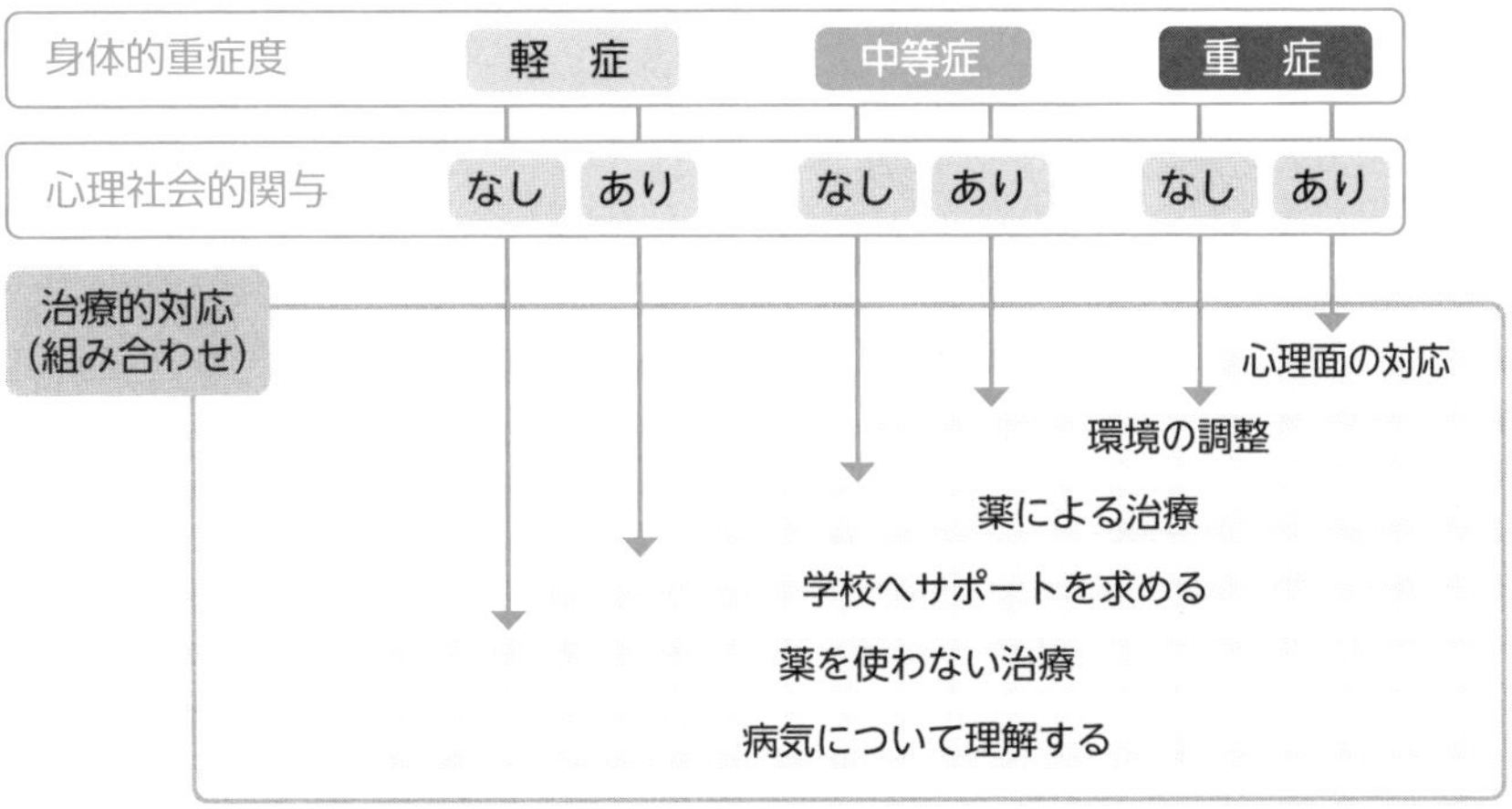

治療は、重症度や病気に影響を与える要因にあわせて、段階的に取り組むようガイドラインでも推奨されています。

「小児起立性調節障害診断・治療ガイドライン」（日本小児心身医学会）をもとに作成

病気について理解する

もともと、思春期の子どもたちは急激に身体が成長し、学校などの環境が大きく変化する時期であり、精神的に不安定な状態にあるものです。そのなかで、起立性調節障害を発症して自分の身体が思い通りにならず、その不調の原因も対処方法もわからなければ、困惑してしまうのは当然でしょう。「朝起きられないなんて、自分はダメな人間だ」と自信を失ったり、「努力が足りないせいだ」と、歯を食いしばってがんばり続けてしまう子も多くいます。それでは心理的ストレスが増え、症状を悪化させる悪循環を引き起こしかねません。

子ども自身が病気への理解を深めることは、回復に向かう力になります。自律神経の働きや、血液が身体を巡って全身に酸素を送り届けるしくみ、脳や身体の部位で血流不足が起こるとどのようなことになるのかなど、病態と症状のつながりがイメージできると朝に起きられない理由を理解し、対処方法がわかれば冷静に対策を立てられます。それが明確になるだけで、症状が軽くなることもあります。

また、保護者を含めた家族や、学校の先生など周囲の人々の病気への理解が、子どもの安心につながります。起立性調節障害は「怠け」ではないこと、子どもが治療中であることを踏まえて見守ってもらえる環境が理想です。子どもとの接し方については、

CHAPTER4も参考にしてください。

生活のなかでの取り組みを学ぶ（薬を使わない治療）

回復へ向けた治療の取り組みにおいて、日常的に意識すべきポイントもあります。起立性調節障害の症状がある間は、朝、なんとか起き上がることができても、めまいや立ちくらみを起こしてしまうことがあります。事故や大けがにつながる危険もあるため、これらを回避するための動作や、症状を予防する行動、生活上の注意について医師から説明があります。大切なことなので、わからない点や不安があれば医師にしっかり確認することが大切です。具体的な方法については78～89ページで触れます。

病気について理解し、生活調整などの薬を使わない治療をすることで症状が改善することもあります。

薬による治療

症状の程度によって有効と判断された場合には、薬が処方されます。薬は主に血圧などを調整するタイプのもの（101～104ページ参照）ですが、これだけで病気から回復するわけではなく、総合的な治療の中の一つと考えた方がよいでしょう。

SECTION 2

薬を使わない治療①
起き方・立ち方・座り方

「起こし方」は子どもと相談して決める

起立性調節障害の子どもは、とくに起床時につらい症状を感じることが多いです。そんななか、家族から「早く起きなさい」と声をかけられることで無意識にいらだちをぶつけてしまったり、意識がはっきりしないまま乱暴な言葉や振る舞いが出てしまうこともあります。接している家族もとてもつらい思いをしますが、それは病気が原因であり、その子の本来の姿ではないと理解できると対処法も見出せるでしょう。

あらかじめ子どもと相談し、起こす時間を決めておきましょう。治療において、まずは起きたときに子どもがつらい症状を感じないことが望ましいため、しっかり睡眠時間を確保して、無理のない起床時間を設定することが重要です。楽に起きられるところから始め、徐々に希望の時間に近づけていきます。ただ、高校生で単位の問題があり、学校に間に合う時間に起きることを目指す必要がある場合は、学校や医師ともよく相談して考えましょう。

また、起こすときの声のかけ方、かける言葉などの「起こし方」は、子どもが納得できるものを一緒に考えるのがよいでしょう。

動き出した後のつらい症状を回避する

起床時だけでなく動き出した後でも、長時間同じ姿勢でいたり、急に立ち上がったりすると、下半身に血液がたまって脳や上半身の血流が不足し、めまいや吐き気などのつらい症状があらわれてしまいます。学校の朝礼中に倒れてしまったりすることもあり、けがをするなどの危険を伴うため、回避する方法（80〜81ページ参照）を子どもに身につけてもらいます。

また、こうした症状の予防のために、下半身に血液がたまりにくくする「弾性ストッキング」などを着けるのも効果的です。使用の際は医師に相談しましょう。

入浴時にも注意が必要

入浴時には全身の血管が拡張するため、立ち上がるときに、より一層血液が下半身に流れやすくなります。立ちくらみによる転倒を防ぐため、壁などに手を付いてゆっくり立ち上がるようにし、必要に応じて足を冷やして血管を収縮させたりします。

安全な起き方・立ち方・座り方

起き上がり方

急に立ち上がってしまうとめまいや立ちくらみなどを起こす危険性があります。脳の血流が急激に不足しないように、30秒程度かけて起き上がることを意識するとよいでしょう。

頭を下げて、ゆっくりと起き上がる

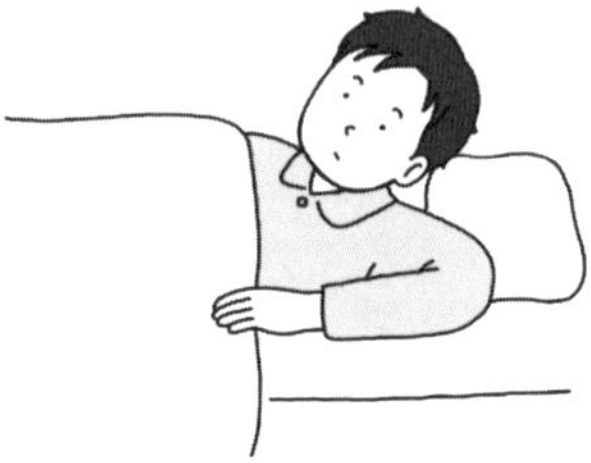

1 いきなり身体を起こさず、横になったまま上半身を少し持ち上げます

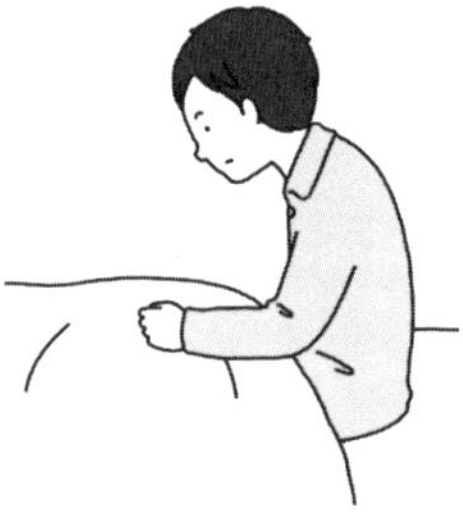

2 頭を下げて前かがみになってから、ゆっくり身体を起こして座ります

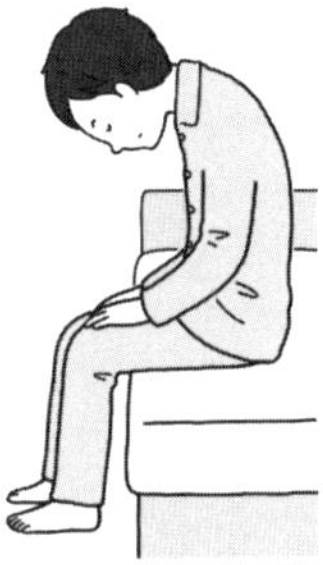

3 足を下ろした後頭を下げたまましばらく座り、立ち上がった後もしばらく頭を下げておきます

起こし方のポイント

子どもが一人で起きられない場合は、家族が起きるのを手伝います。起床時間にはカーテンを開けるなどして、光を浴びるのがおすすめ。時間をかけてゆっくり起きられるよう、やさしく声掛けしましょう。

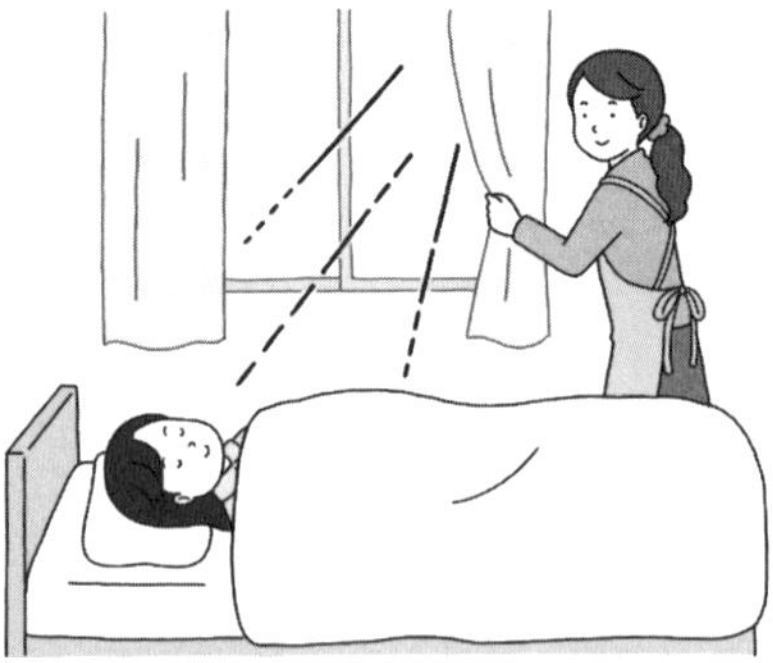

立ち上がり方

起き上がるときと同様に、頭を下げて前かがみになってから、ゆっくり腰を上げて立ち上がります。立ち上がった後は、しばらく頭を下げておきます。

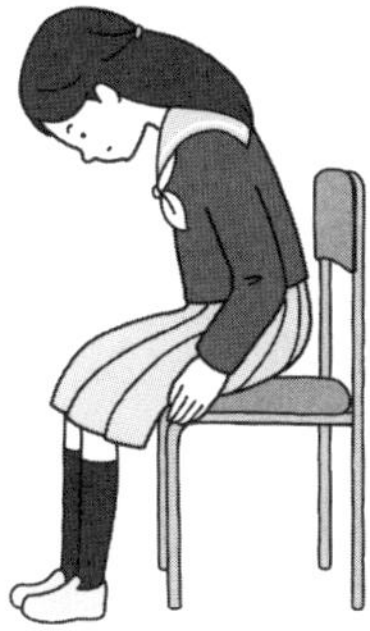

長時間立っているとき

足を動かして血行を促しましょう。気分が悪くなったときは、すぐにしゃがんだり、近くの物につかまるなどして、倒れないようにします。

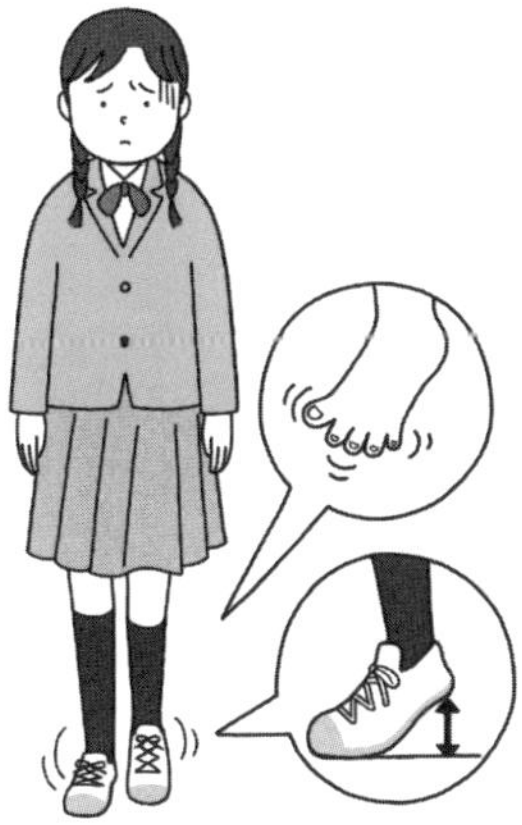

小さく足踏みをしたり、屈伸をする、かかとを上げ下げする、太腿に力を入れ脚をクロスして擦り合わせる、足の指を動かすなどします。

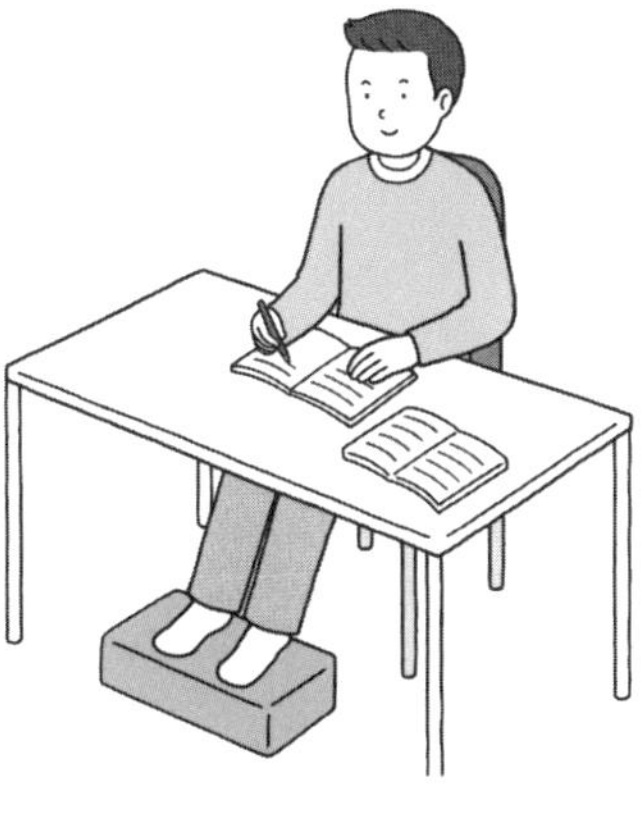

長時間座っているとき

座り続けても血液は下半身にたまります。座っていても足を動かす、足の位置を高くする、上げたり下ろしたりするなどの工夫をしましょう。

SECTION 3

薬を使わない治療②
毎日の食事や水分のとり方

しっかり食事をとる

起立性調節障害では、気持ち悪さや腹痛があって朝食を食べられなかったり、起きる時間が遅いために朝食と昼食が一緒になってしまうことがあります。また、運動量が減ることなども重なって食欲が低下しがちです。

しかし、バランスの取れた栄養摂取は健康的な身体づくりに欠かせません。規則正しく、三食しっかりとることが理想で、とくにたんぱく質は筋肉をつくってデコンディショニングを防ぐことにつながります。はじめは症状のせいで朝食が食べられなくても、何か少しでも口に入れられるものを探し、薬で症状を緩和することも含めて医師とも相談しながら考えていきましょう。

水分と塩分をとって、血液量を増やす

血液量を減らさないために、水分をしっかりとりましょう。身体が水分不足の状態にな

ると、全身を巡る血液量が少なくなって血圧が低下し、心拍数が増えてしまいます。

また、塩分は少し多めにとるようにします。体液の塩分濃度が高くなると水分を保持する力が働いて、身体内の血液量が増えます。結果的に、下半身に血液がたまったときも脳に血液が残りやすくなります。

起立性調節障害の子どもは薄味を好む傾向があるように感じます。塩分を多くとるとき、「一〜二品は塩辛《から》くする」「朝は濃い味付けにする」などの工夫もしましょう。朝は水分も塩分も一緒にとれる味噌汁やスープが飲めればいいですね。

高血圧予防には、薄味好みの方がよい場合もあります。子どもの血圧が高めだったり、高血圧の家族歴がある場合の塩分摂取については、医師と相談しましょう。

食事や水分、塩分のとり方

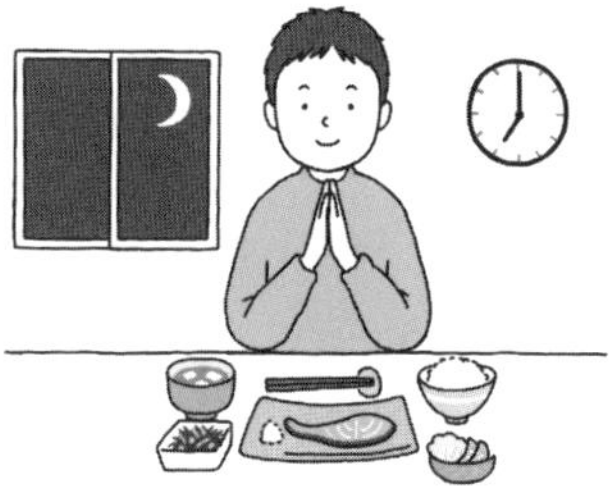

しっかり食事をとる

身体づくりに必要な栄養をとりましょう。また、寝る直前に食べると、消化活動が続いて睡眠の質が下がってしまいます。少なくとも寝る2時間前までには食べ終わるようにしましょう。

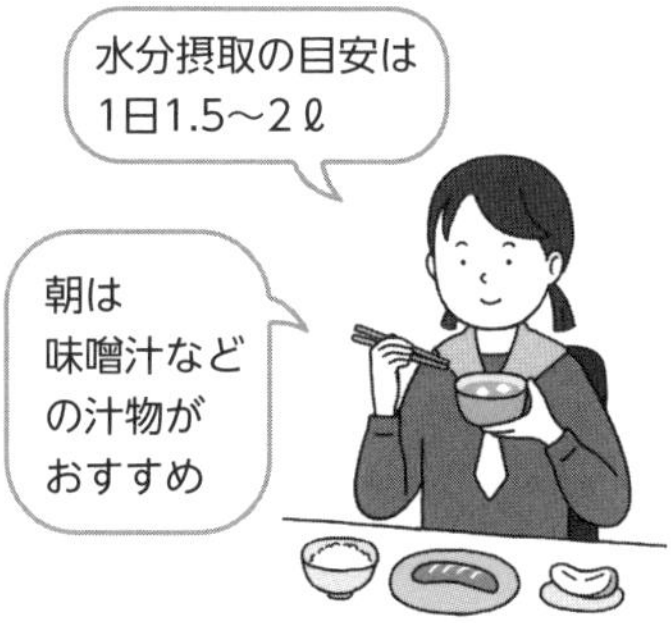
水分摂取の目安は
1日1.5〜2ℓ
朝は
味噌汁など
の汁物が
おすすめ

水分・塩分をとる

● 水分

体内の水分が少なくなると血液量が減って、血圧が低下したり脈拍が増えたりしがちです。こまめに水分補給をするように意識しましょう。もともと水分を多くとらない傾向の子どもも多く水分を多くとるようにしてすごく楽になったということもよく聞きます。

● 塩分

薄味が好みである子どもも多く、普段より多く（1日10〜12g）塩分をとるようにするとよいでしょう。

SECTION 4

薬を使わない治療③ 適度な運動を心掛ける

運動不足によるデコンディショニングを避ける

起立性調節障害になるとデコンディショニング（27～28ページ参照）の状態になりがちです。そのため、身体が楽になった午後などの時間帯には、適度な運動を行って基礎体力や筋力の回復を目指すことが大切です。とくに、家にこもる生活が続いているような場合は、家族も一緒に散歩する、買い物に誘ってみるなど、子どもが楽しめる提案をしてみるとよいかもしれません。

子どもの状態に合わせた運動を

体育などの運動にはとくに制限はありません。ただ、暑い時期の体育や部活などで激しい運動を行う場合は、負担が大きいと、起立性調節障害の症状が出たり、すぐに疲れて疲労感が翌日以降に残ってしまう可能性があります。通院中であれば医師と子どもの状態に合った運動量を相談しましょう。必要に応じて学校の先生に対応を依頼します。

おすすめの運動

続けられる運動をする

激しい運動よりも、散歩などの毎日続けられる運動を行います。家の中を歩くことから始めてもよいでしょう。起きあがれない状態であればベッドの上で下肢を動かすといったことから少しずつ始めましょう。

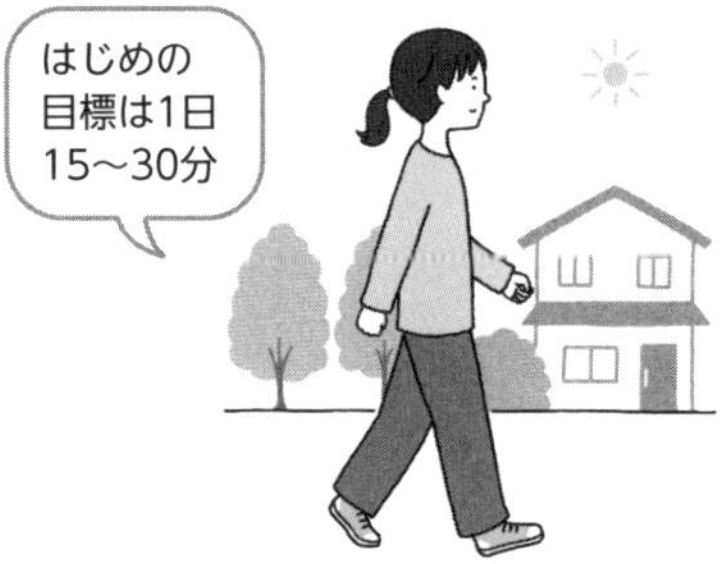
はじめの
目標は1日
15〜30分

下半身を意識した運動をする

下半身の筋肉が減少すると、血流が悪くなって起立性調節障害の症状が出やすくなります。スクワットなど、下半身の筋力を鍛える運動がおすすめです。

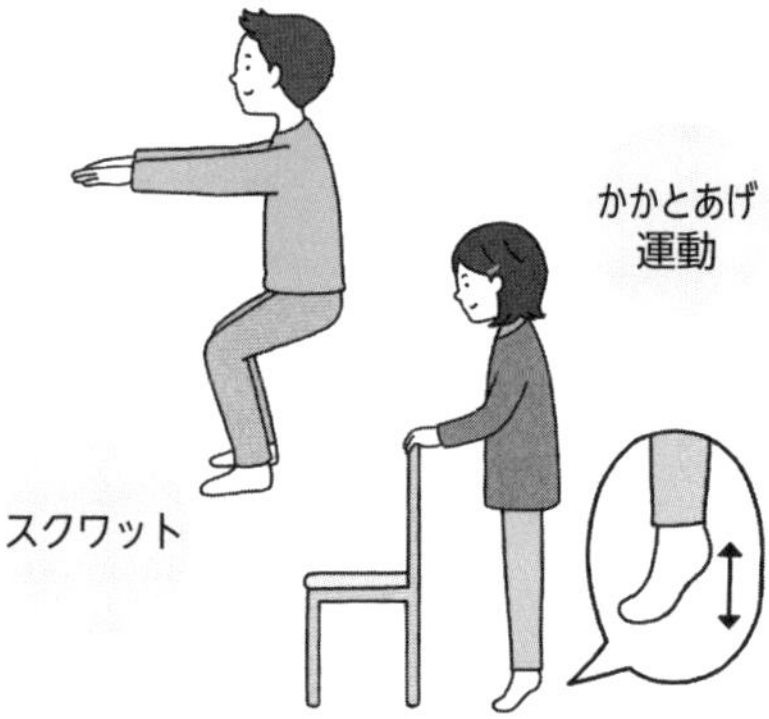
スクワット
かかとあげ
運動

運動を終えた直後は、失神などを起こしやすいタイミングです。ゆっくりペースを落とすなどの工夫をしましょう。

自転車に乗るときには注意！

自転車をこぐのは意外に激しい運動になります。急いでペダルをこいだときや坂道を登った後、信号で止まったときなど急に血圧が低下しやすくなります。失神の危険性もあるので、一度自転車から降りて足踏みをするなどの工夫をします。そのため、時間には余裕をもって出かけるようにしましょう。

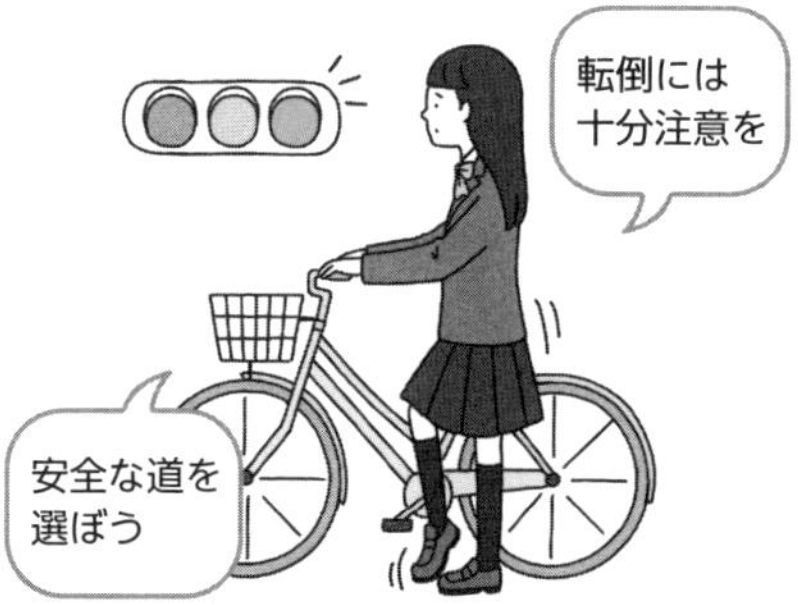
転倒には
十分注意を
安全な道を
選ぼう

SECTION 5

薬を使わない治療④ よい睡眠、季節・天候などへの対策

質のよい睡眠とは

睡眠の質を考えることは大切です。質のよい睡眠のためには日中の体調のよい時間帯に身体を動かし、寝る2時間前（本来は3時間前まで）には夕食を済ませ、少なくとも1時間前まで（できれば2時間前まで）には電子媒体から離れ、身体も気持ちもリラックスした状態で就寝するなどの工夫も大切です。

気温や気圧の変化を意識する

起立性調節障害の症状は、季節や天候の変化に影響を受けます。これは主に、気温や気圧の変化によって自律神経のバランスが変わることが原因と考えられます。

一般に気温が高いほど、血管が拡がり汗による水分不足で症状が重くなる傾向がありま す。そのため、起立性調節障害は夏に発症や悪化することが多く、とくに暑い日で体育の授業を休む場合は、なるべく涼しい室内で過ごすなどの対策が必要となります。必要に応

季節・天候と起立性調節障害の関係

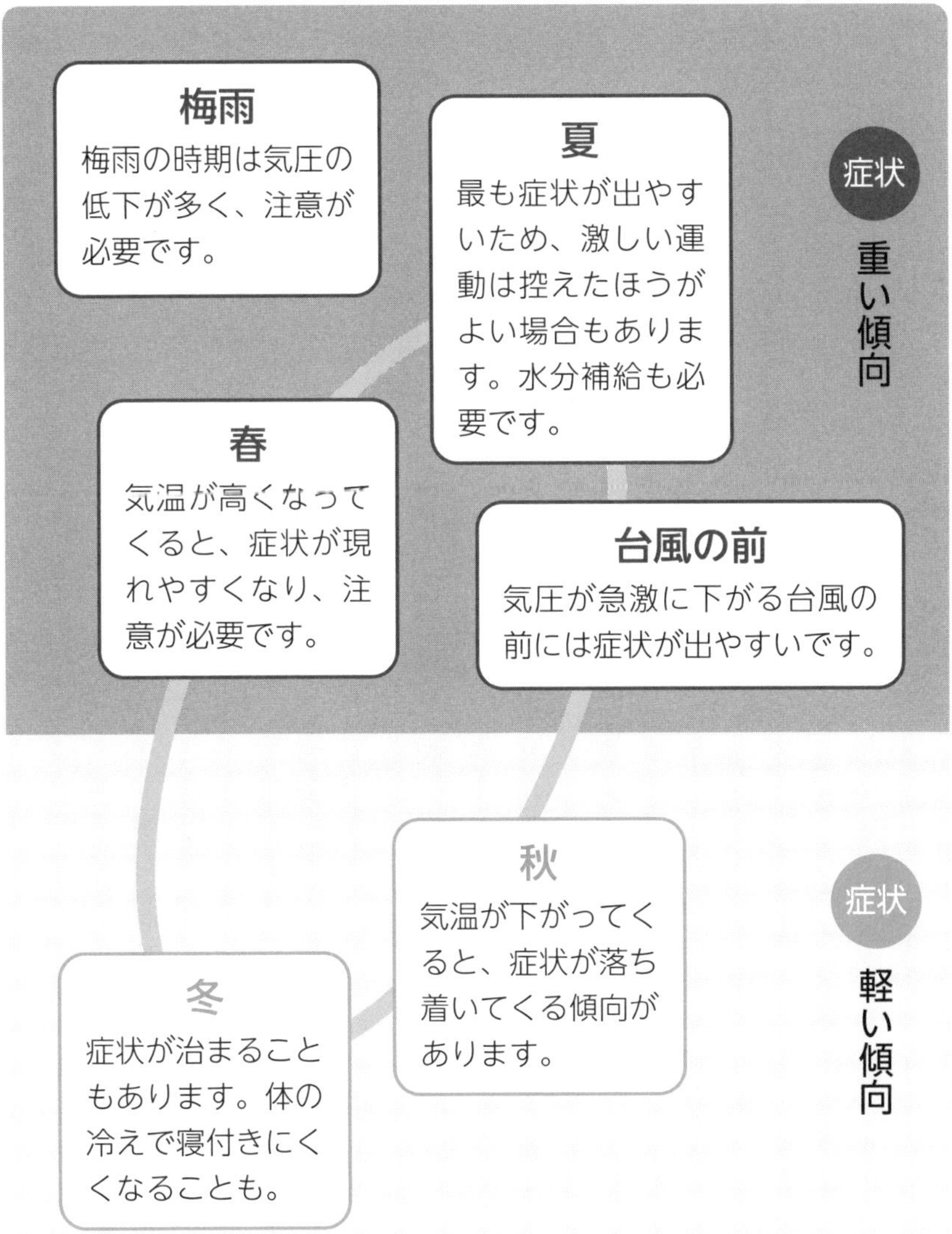
梅雨
梅雨の時期は気圧の低下が多く、注意が必要です。
夏
最も症状が出やすいため、激しい運動は控えたほうがよい場合もあります。水分補給も必要です。
症状
重い傾向
春
気温が高くなってくると、症状が現れやすくなり、注意が必要です。
台風の前
気圧が急激に下がる台風の前には症状が出やすいです。
秋
気温が下がってくると、症状が落ち着いてくる傾向があります。
症状
軽い傾向
冬
症状が治まることもあります。体の冷えで寝付きにくくなることも。

じて医師、学校の先生に相談しましょう。

反対に、気温が下がってくると症状が出にくく、秋や冬になると楽に生活できるようになることが多いです。ただ、治ったと思っても次の春や夏に再び症状があらわれてしまうこともあるため、簡単に安心はできません。生活リズムや心理的ストレスに気を配りながら過ごすようにしましょう。

また、気圧が下がるタイミングは症状が重くなることが多いです。雨が降る前、とくに梅雨の時期や台風が通る前は気圧の変化が大きく、つらい症状があらわれる傾向があります。頭痛が出やすく鎮痛薬を処方されている場合などには、あらかじめ薬を準備しておくことも必要かもしれません。

このように自身が季節や天候にどのような影響を受けるか知っておくと、起立性調節障害から回復するまでの間、症状と付き合っていくための助けになります。

環境に合わせて体調に気を配る

一般的に冬の寒い時期は起立性調節障害の症状は出にくいとされていますが、筋肉がこわばって全身の血行を悪くすることがあります。また、とくに手足の末端が冷えると、夜布団に入ってもなかなか身体が温まらず、寝付けなくなります。

起立性調節障害の治療では睡眠時間の調整が大変重要なポイントです。足を温めることで寝付きやすくなるのであれば、入浴のタイミングを調整したり、布団で湯たんぽや電気あんかを使用するなどの対策をとることも考えてみましょう。季節や天候などの環境の変化と、自分の体調の変化の関係にも気を配ることが必要です。

生理周期の影響

女の子は生理周期にも影響を受け、生理前や生理中に症状が重くなる傾向があるようです。思春期の頃は周期が安定しなかったり、症状との付き合い方がわからない、つらさを誰かに相談しづらい、など悩みを抱えていることも多いです。重い生理痛なども含め、学校に行けないようなつらい症状が出る子どももいます。

最近では、重い症状に悩み受診した婦人科で、超低用量ピルなどが処方されることが増えているように感じています。婦人科の治療は、将来も含めた効果や影響などについてもしっかり話を聞き、納得して受けるようにしましょう。

生活環境が変わるタイミングに注意する

新学年やクラス替え、ゴールデンウィーク、夏休みの前後、引っ越しなど、生活環境が変わるタイミングで症状が悪化したり、反対に急激に回復することもあります。子どもの生活環境の変化にも注意を払って、病気と向き合うようにしましょう。

SECTION 6

学校へサポートを求める

学校の先生からの認知度は高まっている

学校で起立性調節障害の症状があらわれる場合には、先生に病気を理解してもらい、保健室へ行くこと、体育の授業を休むことがある場合などは、学校の理解、協力が必要です。中学生の約10％程度が起立性調節障害の症状をもっているとされ、決してその数は少なくありません。そのため、学校の先生のこの病気への知識は高まっています。実際に対応をした経験のある先生であれば「起立性調節障害なんです」と伝えるだけでスムーズに協力を得られることもあります。

対応不足を感じたら協力を求める

一方で、「朝起きられないのですよね」となんとなく知っているだけで、具体的な症状や生活のなかでの注意点については詳しくない場合もあるようです。また、起立性調節障害の症状や経過は人それぞれで、子どもが必要としている対応も一つではありません。

学校や先生にお願いしたい対応

医師との連携

子ども本人や保護者からの相談を受け、主治医から学校で必要な対応について説明をして連携することが必要な場合があります。
また、学校のスタッフ（担任、学年主任、校長、スクールカウンセラー、養護教諭など）内でも情報共有して対応してもらうようにするとよいでしょう。

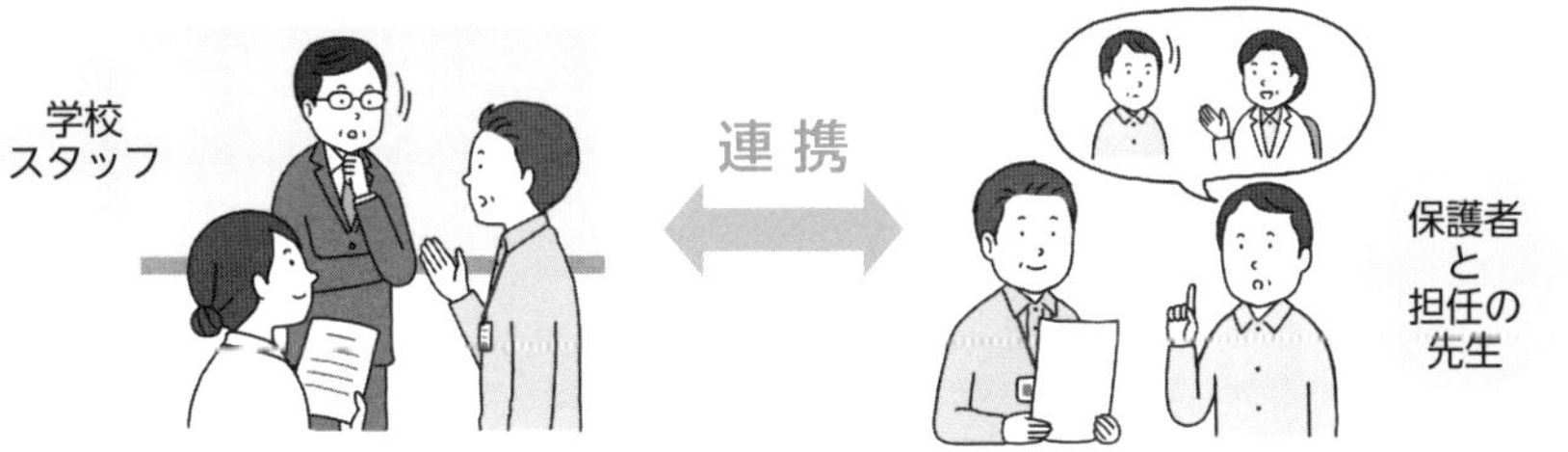

適切な声掛け

子どもがつらいなか、がんばって学校に通おうとしていることを理解し、様子を見守りながら、いつでも受け入れる態勢づくりをお願いします。子どもの心理的ストレスにつながるため、次のような声掛けは推奨されないので情報共有しておきましょう。

避けたい声掛けの例
- 明日はがんばって１時間目から来ようね
- 君が来るのを待っているよ
- 明日も休むんでしょう？
- 元気になってから登校してね

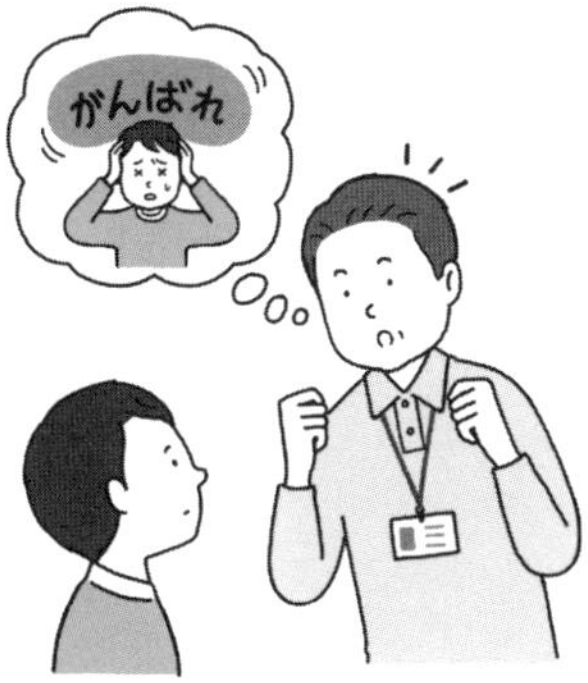

子どもの気持ちに立って考え、負担にならない声掛けをしてもらえるよう相談します。

クラスメイトへの周知

クラスメイトから「ズル休み」「怠け」だと捉えられ、「遅れて登校することを許して、特別扱いしている」と不満が上がるような事態を避けるため、クラスメイトにも正しく病気を理解してもらう取り組みが必要な場合もあります。

病気を伝えた後も「先生にもっと理解してほしい」と思うようであれば、改めて病気や具体的な対策案の資料を渡すなどして、協力を求める必要があるかもしれません。何を、どのように伝えればいいのかわからないときは医師に相談してください。

また、学校ではスクールカウンセラーと話ができることもあります。スクールカウンセラーは学校と連携した対応ができ、内容によっては学校にそのまま伝えない配慮もできると考えます。子どもが悩みを抱えている場合などには相談することも考えてみましょう。

学校での「気まずさ」への対応

朝、登校の時間に起きられなかった子どもは、遅刻して学校に行くのを嫌がる傾向があります。遅れて教室に入るのを恥ずかしいと感じたり、「今日も遅刻？」「サボり？」などと声を掛けられ、気まずくなった経験をする子どももいます。笑って流せる性格ではないことが多く、「遅刻して学校に行くぐらいなら休んだ方がいい」と欠席が増え、不登校につながることもあります。不登校が続くと生活リズムが崩れ、また、身体を動かさない生活からデコンディショニングが起こって、起立性調節障害の症状が悪化する悪循環に陥ることもあります。子ども本人と相談して、望むなら、先生からクラスメイトに遅刻する理由や病気のことを伝えてもらうことも検討します。

また、遅刻して教室に入るのが苦手な子どもには、保健室や別室への登校を認めてもらえる学校もあります。子どもが楽しく過ごせる環境を作れるといいですね。

◇別室登校をするJさんのケース

起立性調節障害を発症したJさんは、病気のことを学校に相談したところ、別室登校をすることになりました。他にもたまたま起立性調節障害の子がいて同じ教室に通っているので、趣味の話題で楽しんだり得意な科目の勉強を教え合ったりもしています。

友達との関係

学校の友達と良好な関係が続いていると、子どもは登校しやすくなります。「○○ちゃんと絵を交換する約束をした」など、ささやかな楽しみがあるだけで学校に行くきっかけになることもあります。素直に話ができる友達は病気を理解してくれることも多く、親にできない相談をできる関係になって子どもの心を支えてくれているかもしれません。

連絡方法を工夫する

遅刻や欠席が重なってくると、毎日のように先生に連絡するのが重荷になります。とくに、家族が仕事に出かける場合は、何時に起きてくるかわからない子どもを待つこともできず困っているかもしれません。

ほとんど出席できない状況であれば、「出席する日に連絡を入れる」方法も相談してみましょう。朝の時点では体調がいつ回復するかわからないため、子どもが登校できるタイミングで「今から登校します」と学校に連絡を入れるのもおすすめです。あらかじめ先生と相談してルールを決めておくことで、「連絡がない間は家で休んでいる」と、先生も子どもの状況を把握することができます。

診断書の提出

病院で起立性調節障害との診断を受けたあと、診断書を学校に提出することがあるかもしれません。基本的には学校の規定に沿って（学校から求められたときに）提出しますが、要望する支援内容を記載して提出する場合もあります。医師は診断書を提出する目的によって書く内容を決めるため、何のために必要な診断書なのかを伝えるようにします。

例えば、不登校になって出席日数が不足しそうなとき、診断書を学校に提出することで救済措置を受けられることがあります。また、定期試験を欠席するたびに診断書の提出が必要な学校もあるようです。その他、受験にあたり過去の欠席の内容を証明するための診断書が必要になることもありますし、また受験時に環境への配慮を依頼できる場合があるため、確認したうえで医師に相談してください。

起立性調節障害の診断書

診断書 提出までの流れ

学校の決まりに従って診断書の提出を求められます。病状を正確に伝えて学校に対応を依頼するなどの目的で、自主的に提出することもできます。

提出する目的を具体的に担当医師に伝え、診断書を作成してもらいます。当日受け取れない場合もあるので、余裕をもって相談するのがよいでしょう。

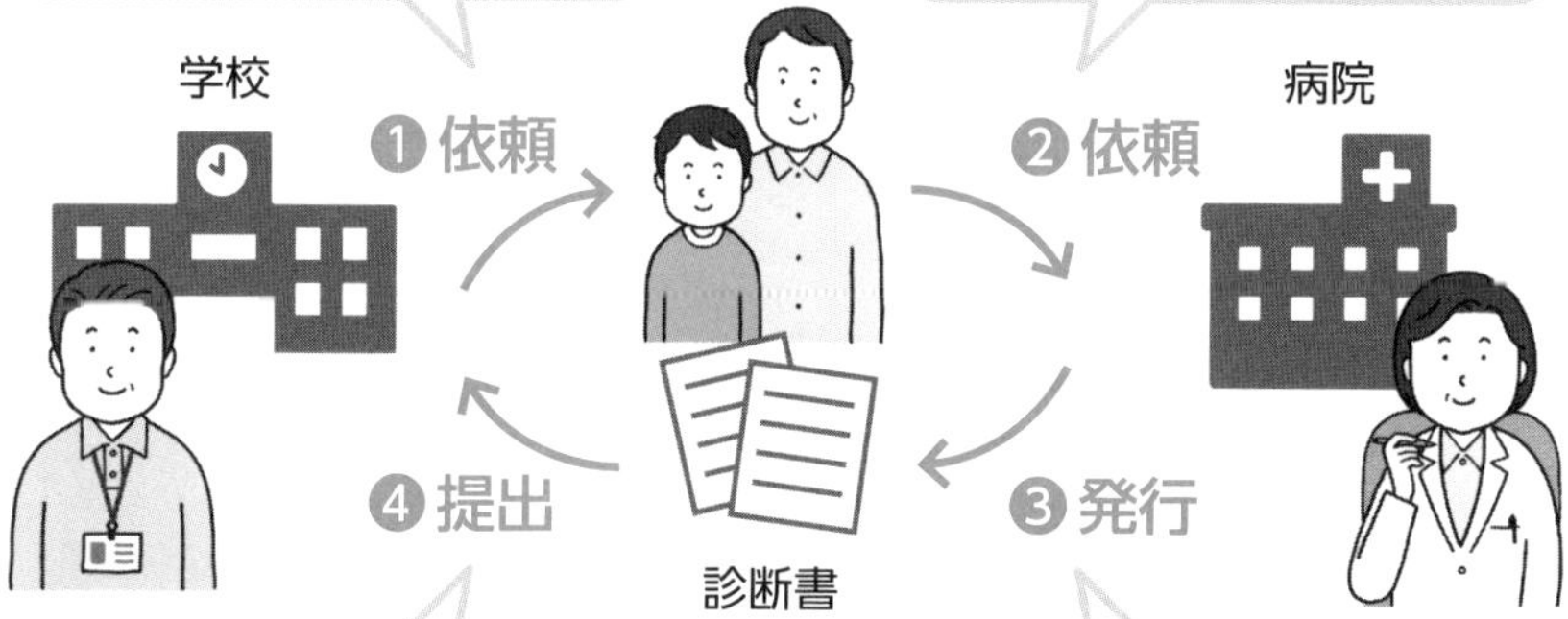

前もって医師に診断書の内容を確認した方が学校との対話もスムーズに進むことが多いようです。

発行費用は医療機関ごとに設定されています。保険適応外で、診察や薬の処方とは分けて請求されます。

診断書の作成を依頼された医師は、目的に合わせて診断書を作成します。「次の期末試験を保健室で受けさせてほしい」など、診断書を提出する目的を具体的に伝えられるとよいでしょう。

診断書の内容の例

- 病名（起立性調節障害・サブタイプ名・病気についての一般的な知識など）
- 診断（検査内容など）　●病状や経過（発症時期や症状の様子、その変化など）
- 治療の内容（環境調整の取り組みや薬の処方など）
- 学校に求める具体的な対応など

SECTION
7

起立性調節障害から起こる不登校

起立性調節障害の子どもの「登校」

起立性調節障害の影響で学校への遅刻や欠席が増えてしまうことは少なくありません。繊細な性格の子では、「遅く登校すると、先生やクラスメイトからどう思われるのか気になり、気まずくて休んでしまう」という話もよく聞きます。

そのため、起立性調節障害を発症している子どもの治療にあたっては、学校の通い方についても検討する必要があります。病気が長期化して欠席が重なる場合には、進級や進学などへの影響を考えて学校の先生と相談することも必要となることがあるでしょう。

また、いわゆる不登校の状態になってから保護者が子どもの体調不良に気付き、急いで病院を受診するというケースもあります。子どもが保護者に症状のつらさを伝えず、一人でがんばっていたことで気付くのが遅くなったりすることもあるようです。

不登校の子どもの中に、診断をされていないだけで起立性調節障害を発症している子どもが一定数いるとも考えられます。

「学校に通いたい」子どもの選択肢を模索する

子どもが、起立性調節障害で、「学校に通いたいのに通えない」と悩んでいる場合は、医師や学校と相談をしつつ、体調が回復することを優先して治療に取り組みます。

これは、「遅れて登校したくない」「朝から通いたい」という本人の希望があっても、無理をして朝から登校すると症状を悪化させてしまうことがあるためです。例えば、「症状が軽くなるまでは朝の登校を諦めて、2~3時間目から登校する」などと割り切ってしまうのも一つの方法でしょう。たとえば、週のうち2~3日を朝から登校し、ほかの日を欠席してしまうよりは、3時間目や午後からでも毎日登校するほうが、生活リズムが安定し、毎日身体を動かすことにもなります。そうできることで、結果的に回復が早まり、学校に思いどおりに通えるようになるまでもスムーズかもしれません。いずれにしても、子ども本人が納得できる選択をすることが重要です。

「学校に通いたくない」子どもの理由を探る

一方で、起立性調節障害を発症している、していないにかかわらず、「学校に通いたくない」と訴える子どももいます。起立性調節障害を発症していればその基本的な治療を行いながら、学校生活に心理的ストレスを感じるトラブルがないか探る必要があるかもしれません。心理的ストレスがあれば、起立性調節障害の症状を悪化させる要因になります。

学校に通いたくない理由としては、友達とのトラブルやいじめ、教師や学校への不満、学業不振などの学校生活に関わるものの他、保護者とのかかわりなど家庭の問題が挙がることもあります。また、具体的な理由はないまま無気力状態に陥っていたり、学校の生活以外に興味が移っている場合もあります。その時点で学校に行くことが難しければ、まずは他の居場所を見つけることから始めるのもいいかもしれません。

不登校の子どもが増えている

近年、不登校の子どもが増えていることが問題視されています。文部科学省が行った不登校の調査（「児童生徒の問題行動・不登校等生徒指導上の諸課題に関する調査」（令和3年度））では、とくに平成24年頃から不登校の子どもの割合が増えていることがわかっていて、令和3年には小学生の1・3％、中学生の5％が不登校となっています。中学生ではクラスに2人ほど不登校状態の子どもがいる計算です。

この文部科学省の調査では、「不登校」を「何らかの心理的、情緒的、身体的、あるいは社会的要因・背景により、年度間に30日以上登校しなかった、あるいはしたくともできない状況にある者（ただし、「病気」や「経済的理由」、「新型コロナウイルスの感染回避」による者を除く）」と定義しています。「不登校」は「学校に登校していない状態」を指す言葉で、それ自体は病気ではありません。

不登校の児童生徒の約3〜4割に起立性調節障害があるといわれています。不登校になると、先に挙げたデコンディショニングだけでなく、学業に遅れや偏りが出ること、家族以外との人間関係が希薄になることなどの不安が生じます。そして、長期化すると不登校からの回復は難しくなりがちです。

現在、子どもの不登校状態を解消するため、文部科学省は不登校児童が通いやすい学校やフリースクールなど（137〜139ページ参照）の環境づくりに力を注いでいます。多様化の時代となり、いろいろな選択肢があるため、子どもに合った道を選ぶことを考えてみてはどうでしょうか。

デコンディショニングから起立性調節障害を発症することも

不登校とデコンディショニング（27〜28ページ参照）は深い関係にあります。まず、起立性調節障害を発症したことで不登校になり、デコンディショニングが起こるという悪循環はこれまでに説明した通りです。一方で、先に不登校が始まって、そこから起こった生活リズムの乱れやデコンディショニングが起立性調節障害を発症させるきっかけになっているようなケースもみられます。

学校に通えなくても規則正しい生活や適度な運動は必要です。

コロナ禍の影響

新型コロナウイルス感染症が2019年の終わり頃から世界的に広まり、さまざまな感染症対策がとられました。日本では、学校が休校になり、その後授業がオンラインになったり、学校で受ける授業時間が短くなったりなどの対応がとられてきたと思います。

学校生活の様式が変わったことは、起立性調節障害に大きな影響を与えました。通学しなくなったことで体を動かす機会が減り、デコンディショニングが起こって起立性調節障害を発症したと思われる子どもが多く受診するようになりました。友達とのコミュニケーションが減ったことなどが心理的ストレスにつながっているケースもあるようです。また、感染の後遺症としての自律神経障害が影響したとみられる起立性調節障害も報告されています。

一方で、すでに起立性調節障害を発症している子どもにとってはメリットもあります。体調が優れなくてもオンライン授業であれば受けられたり、出席日数への配慮があり、また登校にかかる時間や登校中のつらさが回避できて助かったという声もありました。

ただ、起立性調節障害から回復した子どもは、流行が落ち着き、毎朝通学する生活に戻れるか不安に感じるようで、長めに経過を観察した例もあります。実際には進学や就職にあたっても、通学や通勤の距離や時間、手段なども考えて決めることが大切であると思います。

SECTION 8

薬による治療

血圧などを調整する薬が用いられる

生活指導や環境改善といった、薬を用いない治療（非薬物療法）だけでは症状が治まらない場合や症状が重い場合、回復を急ぐ場合などに、薬を服用します。起立性調節障害の薬として用いられるのは主に血圧などを調整する作用の薬です。はじめに用いるのはミドドリン塩酸塩であることが多く、この効果を実感するには、まず1～2週間飲み続ける必要があります。2ヵ月近くたってようやく効いてくるというケースもあり、生活調整なども併せて効果があらわれているのかもしれません。薬物療法の目的を理解していないと続けにくいため、薬の役割や副作用についてしっかりと説明を受けてから開始しましょう。それぞれの症状に合わせた漢方薬を併用する場合もあります。

また、起立性調節障害に効果を発揮する薬とは別に、つらい頭痛に解熱鎮痛薬、気持ち悪さへの吐き気止め、睡眠を補助するための薬など、症状に合わせた薬を服用することもあります。

現在、他の医療機関で処方されて服用している薬があれば、お薬手帳などとともに医師に伝えてください。他の診療科で処方された薬が起立性調節障害の症状に影響を与えている場合もあります。また、以前に起立性調節障害の治療のために処方された薬の情報（飲んでいた量や時期、効果があったかどうかなど）も、治療を進めていくうえでとても重要です。

初診時すでに、市販されているサプリメントをのんでいる子どももいますが、子どもの体調に合っているか、一度医師に相談できると安心です。

子ども主体で薬の管理を行う

薬の管理は、中学生以上では子どもが自分で行うことが望ましいでしょう。「起立性調節障害の治療」という目的意識をもって薬を飲み続けることで、子どもの自主性が養われることも期待できます。また、薬の効果の程度をしっかり自覚できると、治療方針の決定に役立ちます。睡眠日誌をつけている場合などは、併せて薬の情報を書き入れるなど服用の確認もできるといいですね。

薬は役割ごとに、生活のタイミングに合わせて飲むよう指示されます。とくに朝に飲む薬は、子どもが起きあがる前に飲む方が楽になりやすいこともあります。その場合、はじめは家族が起きるのを手伝って飲めるようにすることも考えましょう。

起立性調節障害で用いる薬

ミドドリン塩酸塩

商品名
メトリジン錠、メトリジンD錠、ミドドリン塩酸塩など

血管を収縮させる働きがあり、血圧の低下を防ぎ、脈拍の増多を軽減させます。サブタイプが起立性直後性低血圧と体位性頻脈症候群の場合、この薬が最初に選ばれます。血管迷走神経性失神でも、これらを伴う場合は有効です。口の中で溶けるもの（メトリジンＤ錠口腔内崩壊錠）は、朝なかなか起きられない子どもでも飲みやすいです。

働き

服用し始めてから効果を実感するまで１～２週間かかることが多く、しっかり続けることが大切です。長期の服用で効果が弱くなる場合は短期間の休薬で改善することもありますので、医師と相談しましょう。

注意

甲状腺機能亢進症の人などには、使用できないため注意が必要です。

アメジニウムメチル硫酸塩

商品名
リズミック錠、アメジニウムメチル硫酸塩など

交感神経の機能を亢進させ血管を収縮させることで、血圧を上昇させ心拍数を増加させる働きがあります。起立性調節障害では、起立直後性低血圧でミドドリン塩酸塩の効果が十分でない場合に用いられます。

注意

体位性頻脈症候群のサブタイプに使用すると頻脈が増強し、症状が悪化することがあり、注意が必要です。甲状腺機能亢進症や高血圧の人などには、使用できないため注意が必要です。

起立性調節障害で用いる薬

プロプラノロール塩酸塩

商品名
インデラル、プロプラノロール塩酸塩など

交感神経β受容体遮断薬で、心拍数を低下させることで血管を収縮させる働きがあります。起立性調節障害では、体位性症候群のみに使用されます。血圧が低下しやすいため注意が必要で、ミドドリン塩酸塩と併用することもあります。

注意

気管支喘息には使用できません。飲み合わせに注意が必要な薬も多く、確認が必要です。
※気管支喘息のある場合は、β_1選択性の高い薬剤を使用します。

その他

漢方薬

症状に合わせて次のようなものが用いられます。

- 半夏白朮天麻湯《はんげびゃくじゅつてんまとう》　● 小建中湯《しょうけんちゅうとう》　● 五苓散《ごれいさん》
- 苓桂朮甘湯《りょうけいじゅつかんとう》　● 補中益気湯《ほちゅうえっきとう》　● 柴胡桂枝湯《さいこけいしとう》　など

メラトニン受容体作動薬

商品名
ロゼレム、メラトベル

睡眠に問題がある起立性調節障害で用いられることがあります。

- ロゼレム

メラトニン受容体を刺激して睡眠のリズムをつくり、自然な眠りを誘います。

- メラトベル

2020年3月に承認された、神経発達症の小児の寝付きをよくするための薬です。

SECTION 9

環境の調整
~子どもを取り巻く生活環境を見直す~

生活を取り戻すための準備をする

起立性調節障害は、病院を受診し、薬を飲むだけで治る病気ではありません。回復には十分な時間の「よい睡眠」を確保し、過剰なストレスを感じない環境で過ごして自律神経の働きを整えることが大切です。そのために、まずは子どもが過ごしている学校や塾、部活、習い事、家庭などの生活環境、生活リズムを見直してどこかに子どもの時間的、精神的な負担になっているところがないか考えてみましょう。

例えば、中学生や高校生になると、塾からの帰りが21時、22時と遅くなることがあります。帰宅後に夕食をとり、入浴を済ませて寝る準備をしてもなかなか寝付くことができません。また、食事から時間を空けずに眠ると、睡眠中も消化活動が続いて睡眠の質を下げてしまいます。しかし、「塾をやめればいい」という単純な話ではありません。生活リズムへの影響を理解したうえで、子ども自身が塾の時間を必要だと考えるのであれば、無理にやめさせることはかえってストレスになることもあります。また、「朝、登校するのはつらいけれど、夜の塾は問題ない」という状態であれば、他の取り組みを行いながら塾に通う選択肢を検討してもよいかもしれません。また、部活にだけは通いたいなどの希望があれば、それも相談してみましょう。

納得できる選択肢を選ぶ

子どもは学業の遅れや出席日数の不足、周りからの視線など、学校生活でもさまざまな心理的ストレスを感じている可能性があります。現在の体調を受け入れたうえで、「これからどうしていきたいのか」を子どもや学校と相談し、確認できるとよいでしょう。治療方針の選択肢を整理し、納得しながら回復に向けた生活を送ることが重要です。

生活の見直しや工夫には家族の協力も必要です。両親とも仕事に忙しく、夕食の時間が遅くなっているケースを見かけますが、子どもの睡眠時間確保を優先するのであれば、一時的に仕事のやり方を考えることや、他へ協力を依頼することも必要となるかもしれません。また、「家庭が安心できる場所になっているか」を一度見直してみましょう。家族が病気について理解し、同じ目標を見据えてくれることで子どもは安心し、前向きな気持ちで病気と向き合えるようになります。

友達との関係は良好でしょうか。病気を理解してくれている友達がいると、「学校へ行きたい気持ち」を後押しして、前向きに治療に取り組むきっかけになるかもしれません。

SECTION 10

併発しやすい病気や症状への対応

併発する病気をそれぞれ治療する

CHAPTER2（62～63ページ）で起立性調節障害の元にある病気（基礎疾患）で、先に診断・治療する必要のある病気について紹介しました。それらの原因となる病気が除外されても、くり返す頭痛や腹痛など起立性調節障害とともに並行して治療をする必要のある病気があります。

■くり返す頭痛

起立性調節障害の症状としてあらわれる頭痛は、午後や夜などの遅い時間帯にはよくなって元気に過ごせるようになることが多いです。しかし、時間帯に関係なく一日中頭痛に悩まされている子どももいます。他の病気が原因で症状としておこる頭痛ではなく、頭痛が病気そのものであるもののなかに、片頭痛や慢性連日性頭痛などがあります。

片頭痛は、頭痛日誌などで頭痛の状況を確認し、頭痛の因子を取り除く目的で発作を予防する薬を飲んだり、頭痛が始まったときに鎮痛薬を飲むなどの治療を受けます。慢性的に毎日続く頭痛には心理社会的な因子が関係する慢性緊張性頭痛があります。頭の周辺の筋肉が続けて収縮して起こる頭痛で、肩こりなどとも関連しているためその対応なども必要となります。

■くり返す腹痛

くり返す腹痛で、急性の病気や先に治療をしないといけない病気ではないと判断されたものの中には、機能的な腹痛（起立性調節障害の腹痛はここに含まれます）や過敏性腸症候群などがあります。

過敏性腸症候群の原因はさまざまですが、自律神経のバランスがくずれ腸の神経が過敏に反応してしまう病気で、心理社会的な要因も影響を与えると考えられています。慢性的に腹痛やお腹の不快感があり、便の性状や頻度に異常があらわれるのが特徴です。「腹痛の訴えが多く便通が一定しないタイプ（反復性腹痛型）」「下剤を用いないと便意が起きず排便もできないタイプ（便秘型）」「起床してすぐに腹部の不快感や腹痛、便意が始まり軟便、下痢となるタイプ（下痢型）」「おならやお腹の音、お腹の張りがある、ガス症状に対する恐怖や苦悩が強いタイプ（ガス型）」に分けられます。病気について理解し、生活や食事の指導を受け、薬や心理面での対応など総合的な治療を受けます。

起立性調節障害を併発している場合、「電車内で下痢を起こすのが怖い」と朝食や朝の水分補給を控えて、起立性調節障害の症状が出やすくなってしまうこともあります。

CHAPTER

4

心理面の対応を考える

SECTION 1

心理面の対応の必要性

起立性調節障害と心の関係

心理的ストレスは自律神経に影響を与え、起立性調節障害の症状を悪化させると説明しました。また反対に、起立性調節障害が心理的ストレスを増加させることもあります。実際、起立性調節障害の子どもが何かしらの心理的ストレスを抱えているケースはとても多いです。周囲の人に病気への理解がないと「怠けている」「がんばりが足りない」と責められたり、自分自身でもそれを受け入れて自信を失ってしまうことがあります。また、起立性調節障害がもとで学校を遅刻、欠席するようになると、勉強の遅れや進級の不安などが心理的ストレスになります。友達との人間関係が変化し、悩みにつながっていることもあるかもしれません。

起立性調節障害が長期化するほど心理的ストレスが大きくなり、症状が悪化するという悪循環になる傾向があります。そのため、心理的ストレスは早期に解消できるのが理想です。病気への理解不足だけが原因であれば、子ども本人がしっかりと病気について理解し、現状を受け入れ、納得すること、そして家族など周囲の人も同様に理解してくれることで解消に向かうことが期待されます。また、学校との相談などを経て、子どもを取り巻く環境を変えることで解決する場合もあるでしょう。しかし、もともとあった根深い心理的ストレスを解決していくには時間がかかることが考えられます。

認知行動療法などの心理療法を行うことも

心理的ストレスの解消に向けた取り組み方は、子どもの状況や病院の方針などにより異なります。例えば、「認知行動療法（CBT）」などの心理療法を行うこともあります。認知行動療法とは、心理的ストレスなどが原因で狭くなってしまった考えや行動を柔らかくほぐし、気持ちを楽にする心理療法のひとつです。実際に医療機関で認知行動療法を受けない場合でも、家族や子ども本人がその考え方を取り入れると起立性調節障害の回復に役立てることができるかもしれません。

起立性調節障害を発症した子どもが、保護者や医師との会話の中などで「あれ？ 違う考え方もできるかもしれないな」「悲観的に思い込み過ぎていたな」と気付いてくれることがあれば、早い段階でバランスのとれた考え方や前向きな行動を身に付けるための一歩になります。

このとき、周囲の人に求められるのは、子どもがつらい気持ちを抱えているときの感じ方や物事の捉え方を、すぐに否定したり、他の考え方を教えようとしないことです。子ども自身は「一方的に押しつけられた」「わかってもらえない」「否定された」と感じてしまい、前に進むことができなくなってしまいます。まずは子どもの考えに共感し、受け入れるところから始めましょう。

カウンセリングや精神科の受診が必要なケースもある

起立性調節障害でかかる小児科では、精神面のケアを専門としていないこともあります。そのため、心理的ストレスや不安定な精神状態の程度や症状次第では起立性調節障害のための診療と並行して、カウンセリングや児童精神科（もしくは、精神科・心療内科など）を受診した方がよい場合もあります。起立性調節障害の治療計画にも影響するため、起立性調節障害で受診している医師に相談するのがよいでしょう。

ちなみに、カウンセリングとはカウンセラーに悩みを聴いてもらうことで、自分の考えを整理したり、問題を解決するきっかけを見つけるためのものです。一定の時間の枠を予約して行われることが多く、健康保険も適用外のことがあります。一方、専門の小児科や児童精神科などでは医師が診断や薬の処方とともに時間のある範囲での心理面へのケアが行われます。また自治体によっては児童家庭支援センターなどでカウンセリングを受けられることもあります。行政の支援を受けることも選択肢のひとつでしょう。

SECTION 2

「家族」としてできること

病気を正しく理解し、子どもを見守る

起立性調節障害について、家族が正しく理解することが回復への第一歩です。病院を受診すると医師から病気についての説明がありますが、わからないことがあれば積極的に質問して理解できるようになりましょう。診察に行かなかった家族とも情報を共有します。

そして、起立性調節障害という病気を受け入れることが大切です。朝起きられない子どもに対して、ついつい不安を感じてしまうこともあるかとは思いますが、その不安が子どもとの関係によくない影響を与えてしまうこともあります。「今は起きられないのだから仕方ない」と許容して、できることをしながら子どもが回復するのを待つ気持ちでいることが、結果的に回復を早めることにつながったりします。

情報の出所を確認する

病気について学ぼうと積極的に情報を集めるのはよいことですが、テレビ、インターネ

ット、雑誌、口コミと、さまざまな情報があふれている現代社会では、適切な情報を選ぶことは難しいかもしれません。どこからの情報なのか確認し、その信頼性を確かめることも忘れないでください。

また、「〇〇をしたら、次の日から子どもが朝起きられるようになりました!」と成功体験を語った人がいたとしても、それが誰にでも当てはまるとは限りません。他人の体験談はあくまでも参考にする程度がよいでしょう。

大切なのは「焦らない」「諦めない」姿勢

起立性調節障害は、回復に時間がかかる病気です。とくに症状が重いと、不登校状態が長引いたり、自分の生活を取り戻すのに何年もかかることがあります。治療を始めても進歩が見えない日が続けば、保護者も「ずっとこのままなのではないか」と焦ったり、子どもの体調が思い通りにならないことに疲れて、諦めてしまいたくなることがあるかもしれません。とくに初めの頃は精神的につらいことが多いと思います。

しかし、起立性調節障害は適切に治療を行えば治る病気だということを忘れないでください。「家族からは見放されない、守ってもらえている」という安心感が子どもを回復に導きます。もし、子どもとの接し方、病気との向き合い方に悩んでしまったときは、医師に相談をしてください。

また、起立性調節障害をもつ家族たちの会などもあり、支えになっていると聞くことがあります。

◇家族の会で相談ができたKさんのケース

中学1年生のKさんは半年前から頭痛があり、3ヵ月前からは腹痛が強くなって登校できなくなりました。数ヵ所の医療機関で腹部の検査を受けましたが、異常はありませんでした。その後、頭痛が強くなってめまいも出現したため、耳鼻咽喉科や神経内科も受診しましたが、ここでも異常はみつかりませんでした。

病気についていろいろ調べ、起立性調節障害の家族の会に連絡して悩みを聞いてもらいました。どのようにすればよいかの相談をし、気持ちが楽になったそうです。

併せて起立性調節障害の診療を受けるように勧められ、病院の専門外来を受診したところ、新起立試験では体位性頻脈症候群に当てはまりました。病気についてしっかり理解し、睡眠リズムの調整や体を動かすこと、肩こりの解消などに努め、薬は2ヵ月内服したのみで、すっかり元気になりました。

SECTION 3

保護者と子どもの関わり ～愛着・子育てについて～

愛着とは

子どもの発達において、乳幼児期に、母親など特定の養育者との間に「持続する、安定した情愛に満ちた結びつき」がつくられることが重要であるとされていて、その結びつきを「愛着」と呼びます。

また、乳幼児に何らかのストレスがあるとき、愛着の対象に親密さを求めるための行動が増えますが、これを「愛着行動」といいます。不安になったりつらい気持ちのとき、子どもがそばに寄ったり話をしたりすること、また、子どもが泣いたり怒ったりするとき、愛着の対象が抱きしめたり、優しく話したり、見守ったりすることで、つらさが和らぎ、安心します。

その経験が積み重なると、愛着の対象と離れていても、頭の中で思い浮かべるだけで安心できるようになっていきます。

愛着と成長

最近では、愛着は乳幼児期以降のどの年齢においても重要であると考えられています。愛着が形成され、安定した状態が続くと「自分は大事にされているし、周りに信頼できる人がいる」と感じることができます。それは成長の過程で保護者以外の人に対しても信頼感をもつことにつながり、友達づくりなどの対人関係が良好なものになります。

起立性調節障害を発症する時期の子どもにとっては、乳幼児期につくられた愛着に加え、その愛着が失われず持続していることも大切です。

子育ての途中だということを思い出してみる

起立性調節障害を発症する頃の子どもは、身体はずいぶん大きくなったように感じても精神的には未完成の、自立前の状態であることがほとんどです。「まだ子育ての途中」だということを忘れずに、もう一度子育てについて振り返り、子育てで大切なことは何なのか考えてみましょう。

子どもを「ほめる」

子どもが幼児期だった頃を思い起こしてください。「見て、見て」と言ってくる子に、何かできたり、いいことをしていたらそれをほめる。そういう子育てであったと思います。

子どもはほめられて喜び、またそれをくり返して育っていきます。しかし、むやみにほめておだててしまうと、「これができたのだから、これもできるよね」とさらに次のステップを求めることにもつながり、そのくり返しで子どもが疲れてしまうこともあります。次を求めず、その時その時に「できたのね、嬉しいよ」や、「やってくれてありがとう」などと表現することも大切でしょう。これは、起立性調節障害を発症する思春期の子どもたちにとっても同じことです。

ほめることで、子どもが前向きになってくれることが大切です。そのために、結果だけでなく「がんばっている過程」に注目してほめることを意識してみてください。

朝起きたり、ご飯を食べたり、勉強や宿題をしたり、学校に行ったり、外で遊んだり、買い物について来てくれたり、お風呂に入ったり、夜に寝たりなど、毎日の生活での行動をほめたことはあったでしょうか。

幼児期などには、これらができたときに、「できているね」「がんばっているね」とほめたと思います。もちろん、子どもの成長とともにほめ方は変わっていきますが、今はどうでしょうか。このような日常生活のことは、できて当たり前と思われているかもしれませんが、これらのことができなくなって困る状況が起立性調節障害にはみられます。

起立性調節障害を発症した生活のなかで、「できていること」を認めて評価していきましょう。また、できなくなっていたことが少しできるようになったときは、当たり前だと捉えずに「よかったね」「がんばったね」とほめましょう。

思春期の子どもたちは、自分の気持ちを言葉で表現するのが苦手なことが多いです。また、自身の今の状況から、どうしてもマイナスのことばかり数えてしまいがちです。その分大人が本当の気持ちを素直に表現すること、「ありがとう」とか「うれしいな」という気持ちをまっすぐ伝えることが大切です。日頃から、物事のプラスの面に目を向けて、それを言葉にするようにしましょう。

どの年齢の子どもも、保護者に認められるのは嬉しいものです。

子どもを「しかる」

子どもの行動や発言に対して、しかる必要があるときについて考えましょう。

理解できる年齢かどうかにもよりますが、幼児期には、「自分と相手を大切にできないときにしかる」ということを、子どもに伝えていきます。そして、しかるときには子ども自身を否定するのではなく、その「行動」を注意するようにします。成長してからもこの本質は変わりません。

子どもを大切に思い、子どものためにと思い、また、子どものことは自分に責任があると思うからこそ、感情的にしかってしまうことがあるかもしれません。起立性調節障害の症状のために今までの日常生活を送れない子どもの近くにいて、保護者自身も「順調だった子育てがどうしてこうなってしまったのだろう」という思いや不安もあり、つい子どもをしかってしまうこともあるのではないでしょうか。しかし、しかられた子どもは、より一層自信を失ってしまいます。

子どもが今できていることを認め、できないことは寄り添って一緒に考えていきましょう。子どもが今の自分自身を認め、「今やりたくてできること」から始めることで、前向きになり、将来に向けて目標を見つけていけることが大切です。そのために、あまり近づき過ぎず、大きく手を広げて「いつもここに居るから、いつでも相談してね」という姿勢を見せるのがよいのではないでしょうか。

SECTION 4

子どもとの接し方

思春期の子どもとの関係

起立性調節障害を発症する頃の子どもは、「親に甘えたい」「親からほめられたい」「自分を見てほしい」という思いを抱えて、子どもでありながら、「自分はもう子どもではない」「親の助けを借りたくない」と大人になろうとする時期にいます。また、少しずつ親から離れて自分自身の世界を広げながら、まだまだ大人の影響を受けやすい時期でもあります。

起立性調節障害からの回復を目指す取り組みでは、子どもの自主性が高まり、成長するのを見守ることも大切です。

子どもを見守ること

思春期の子どもは「自立したい」という欲求から、大人にいろいろと指摘されたり、かまわれたりするのを嫌がる傾向があります。いかにも「反抗期」という様子で、親との会話を拒絶するような子どももいると思います。こうした態度も、成長過程にあってはある意味自然なものです。

しかし、起立性調節障害に向き合うなかでは、保護者が「嫌な大人」として距離をおかれるより、「信頼できる家族」として必要なときに相談できる関係でいることで、治療の継続や回復を支える力になります。

思春期の子どもが嫌う「子ども扱いをして、意見を押し付ける」ような大人にならずに、「見守ってくれる」大人でいることを意識すると、親子関係がよいものになるかもしれません。

自分の価値観を押し付けない

保護者が子どもと同じ年齢だった頃は「大きな病気でもなければ、学校を休むなんて許

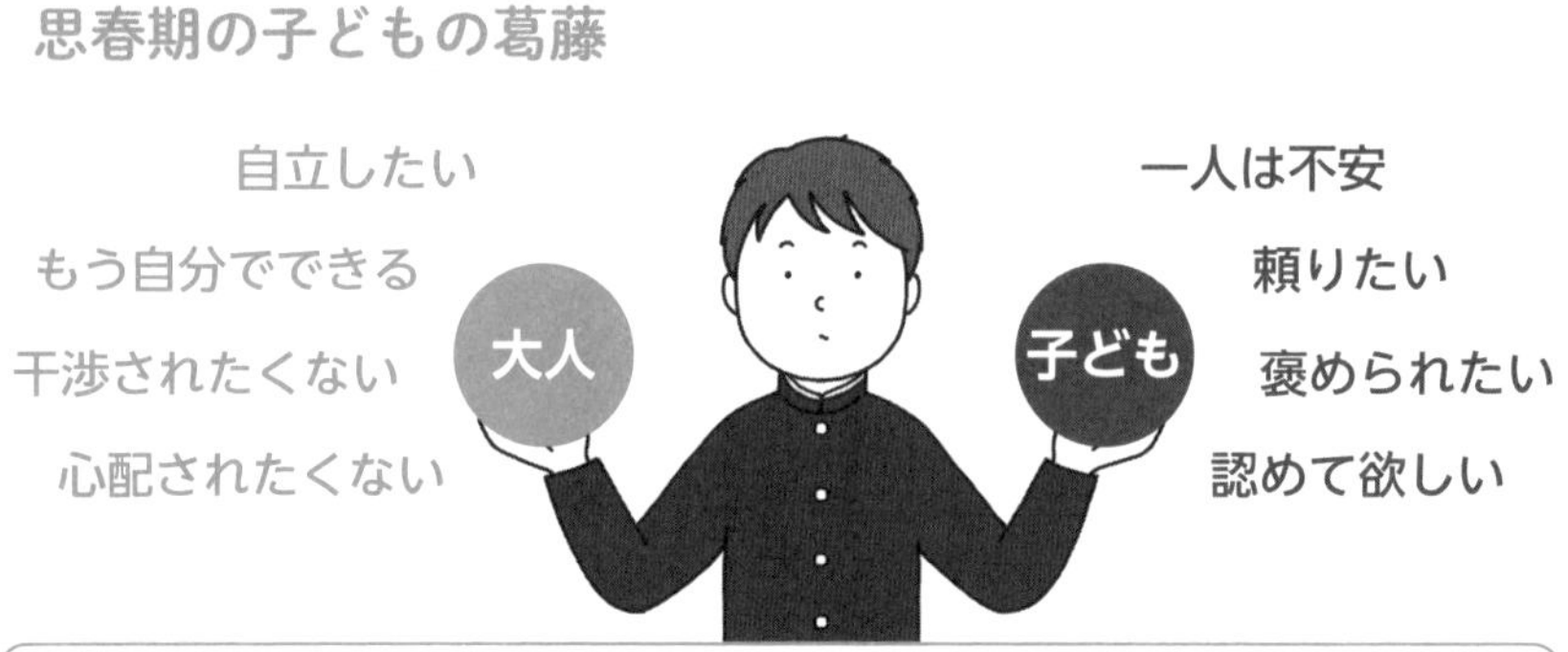
思春期の子どもの葛藤
自立したい
もう自分でできる
干渉されたくない
心配されたくない
大人
子ども
一人は不安
頼りたい
褒められたい
認めて欲しい

大人への反発と対応

「意見や考えを押し付けないで」➡ 相談する
「自由が欲しい」➡ ルールを一緒に決める
「認めてくれない」➡ 褒めてあげる

その他、子どもを信じること、干渉しすぎないこと、兄弟や友達など他人と比べないことなどが大切です。

されない」という考え方の時代で、「調子が悪い」という理由で学校を休む友達もほとんどいなかったかもしれません。そのため、夜は元気にしているのに朝になると体調不良を訴え、学校を遅刻、欠席する我が子を理解できなかったり、受け入れられない方もいるようです。

ただし、ここまで何度も説明してきたように、起立性調節障害は自律神経の機能異常からくる身体的な病気であり、朝起きられないのは「怠け」ではありません。いくら「学校に行きなさい」と言って起こそうとしても、朝から体調が悪いことは事実です。つらい思いをしながら登校した後は、集中力や記憶力が続かず学業に専念できません。病気を治すことを優先して考え、ストレスのかからない状態で時間を過ごしたほうが子どものためにはよいのではないでしょうか。

また、以前と比べ、学校の通い方や進路に選択肢（141～143ページ参照）が増え、多様性が尊重される時代になりました。今の環境で子どもがストレスを抱えているのであれば、他の環境にうつったほうが充実した人生を送れることもあります。

過度な期待を押し付けない

子どもに愛情を注ぎ期待をすることは大切ですが、その期待が子どもの負担となっていることもあります。とくに、起立性調節障害を発症する子どもは真面目な性格の子が多く

（35～38ページ参照）、親の期待に応えようと努力をし続けてきたのに、どこかのタイミングでがんばりが追い付かなくなって発症したケースもよく見られます。

治療中、回復に向かっている時期にも同じことがいえます。「今日15分早く起きられたから、明日は30分早くできるね」などと過度に期待をしてしまうと、子どもは「期待に応えなきゃ」と、またがんばり過ぎてしまうかもしれません。親の期待に応え続けることが基準になっていると、病気で学校に行けなくなったりするうちに「自分はダメな人間だ」と自己評価を下げ、起立性調節障害からの回復が遠くなってしまいます。

「親の期待に応えること」が子どもの目標にならないよう、自我を獲得し始めている子どもが、自ら目標を決められるようになるのを待つことが大切です。保護者は「どんなことがあってもあなたの味方でいる」という姿勢で子どもに接し、過度な期待を押し付けていないか時々見つめ返してみましょう。

「できること」を基準に生活習慣を見直す

起立性調節障害の子どもの治療では、徐々に、生活を「朝起きて、夜眠る」という規則的なリズムに近づけていきます。医師と相談しながら生活をコントロールしますが、最初は「好きなこと、やりたいこと」ができるだけで十分です。

小さな目標でも、達成できれば自信がついて次につながりやすくなります。まずは、達

子どもの話を聴くときの向き合い方のポイント

「聴く」ときの心構えとその流れ

受容 子どもが話すことをよく聴き、受け入れて、気持ちを共有する

↓

支持 聴いた思いを整理して理解する

↓

保証 受容・支持したうえで、今後について話し合い寄り添う

ポイント

- 否定したくなるような話も素直に聞き、受け止める
- 自分が子どもを理解していると思いこまない
- 自分の常識や価値観が正しいと思わない
- 子どもと同じ立場になって、一緒に考えてみる
- 「少しずつよくなるよ」と応援する

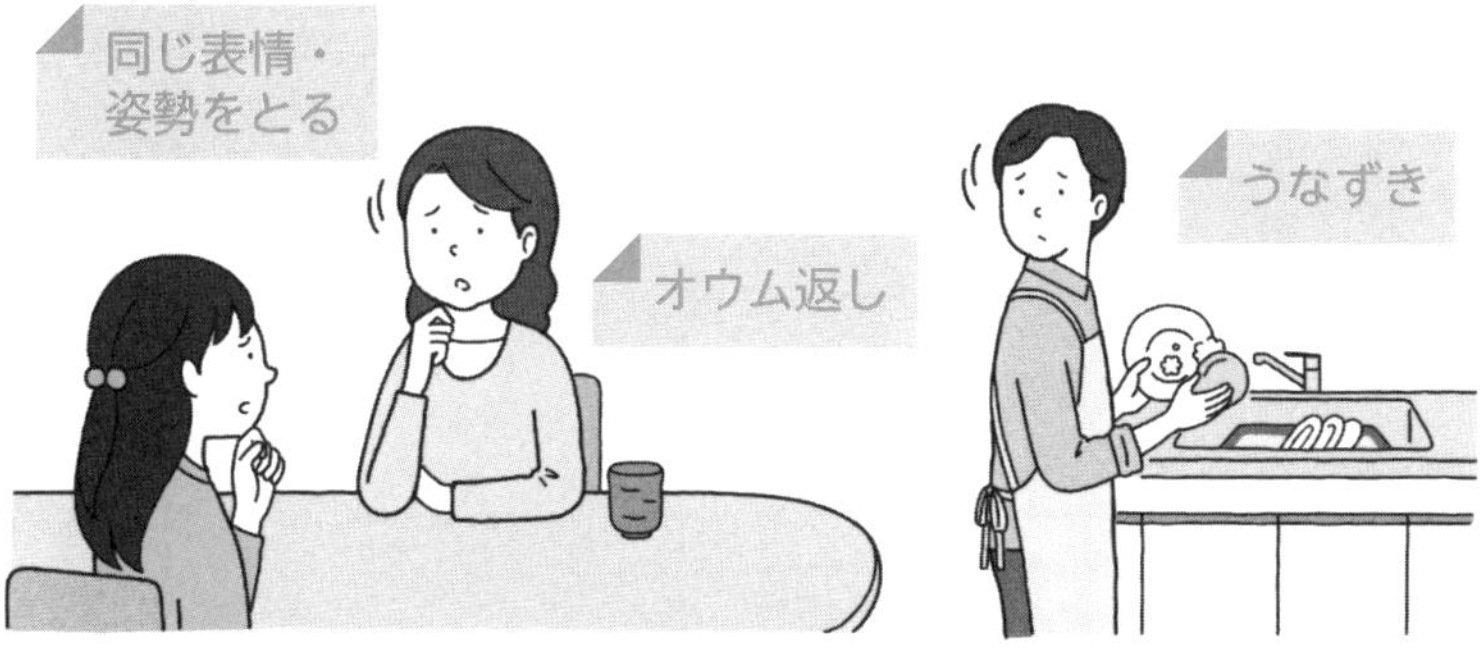

あいづちなど

相手の意見や話を受け入れ、安心してもらう「あいづち」も重要です。

うん・そうなんだね・なるほどね・わかった・大変だったね・それはつらいね・大丈夫・安心して・話聞くよ・一緒に考えてみよう　など

成できる目標をたてて、子どもの自己肯定感を高めることを大切にしましょう。

反対に、目標の達成に失敗してしまうと、自分を責めてしまう可能性があります。責任感が強かったり、病気からの回復のなかで自信を取り戻しつつある子どもは、実現の難しい大きな目標を立ててしまうことがあるかもしれません。そんなときだけは、保護者が実現可能な目標を提案する手助けをしてみたほうがよいかもしれません。

小さな成功でもほめる

目標を達成できたときは、ぜひ子どもをほめてください。身体は大きくなって、親にそっけない態度をとるような子どもになっていても、幼かった頃と同じように「親から認めてもらえた」と感じることで達成感がより充実したものになり、回復へのエネルギーとなります。

「コップを並べてくれる?」といった、ちょっとしたお手伝いをお願いするのもおすすめです。頼んだことをしてもらったら「ありがとう」と感謝を伝えます。

やり過ぎるとかえって子どもにあやしまれてしまうこともありますが、それでも感謝やほめ言葉は、家庭を温かく、明るくしてくれるのと同時に、子どもに安心感や達成感を与えるきっかけになります。

「よい聴き手」になる

思春期はとくに、親に相談事などを上手にできない時期です。しかし、「いつでも味方でいるよ」という姿勢を見せていれば、思いを話したり、相談してくれることがあるかもしれません。そんなときは、子どもの話をしっかり聴いて共感してください。

家庭や保護者は「安心できる居場所」になる

起立性調節障害を治療する子どもは、少しずつ自分の体調や生活をコントロールしようと、また、自主性をもった大人になろうと挑戦している最中です。たとえば「3時間目から出席するのは恥ずか

目標の立て方

目標は小さいくらいがちょうどいい

起立性調節障害からの回復を目指す中で、子どもが自信を取り戻すことがとても大切です。子どもと一緒に相談して（起床時間や運動などの）目標をたてるとき、確実に達成できる内容に決めましょう。

目標の例
- 今日より15分早く起きる
- 一緒に買い物に行く
- 薬を忘れずに飲む　　など

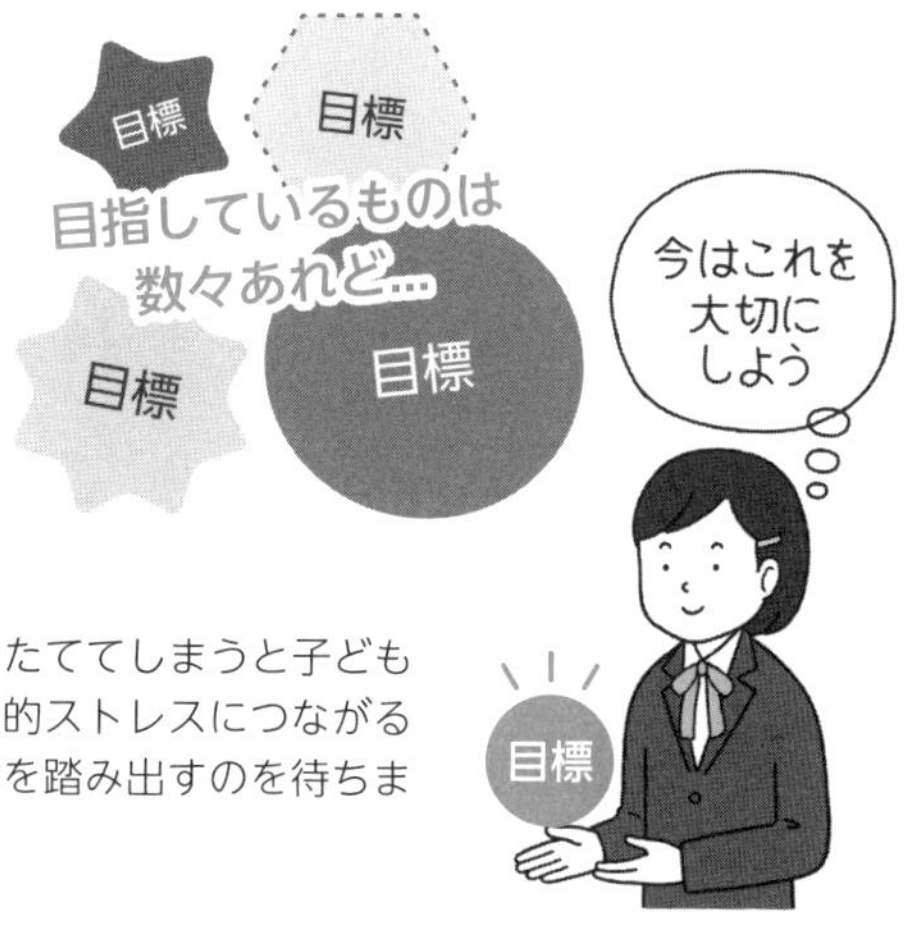
目標
目標
目指しているものは
数々あれど…
目標
目標
今はこれを
大切に
しよう
目標

目標を欲張らない

一つの目標を達成してすぐに次の目標をたててしまうと子どもは疲れてしまいます。周囲の期待が心理的ストレスにつながることもあるため、子ども自身が次の一歩を踏み出すのを待ちましょう。

しいけれど、起きられたから学校に行ってみる」といった挑戦ができるのは、愛着（116〜117ページ参照）が形成され、保護者が見守ってくれているからであり、家庭が安心して帰ってこられる場所だからです。安心できる居場所になれるよう、愛情をもって見守り、笑顔でいてください。

子どもの「自立」を見守る

くり返しになりますが、子どもとの関わりで大切なのは、子どもが今の自身の症状や思いを話してくれること、そして、それをしっかり聴くことです。子どもは、誰かに話すことで思考の整理ができます。まずは「そうだったのね」、「そう考えていたのね」と受け止めるようにしましょう。

保護者が「じゃあ、こうしよう」とすぐに道をつくってしまうと、子どもは自分の頭で考えず、うまくいかなかったときには「自分が決めたわけではないから」と責任を回避して気持ちが逃げてしまうかもしれません。

自分自身で考えて、悩んだときには調べたり相談したりすること、そして最後は、自分自身で決めたことについて、保護者と話し合って了解を得ることが必要です。もちろん、間違った道を選びそうになっていれば、改めて保護者と一緒に考え、修正し、本人が納得できる道を選ぶことが大切です。

思春期は、親の敷いたレールの上ではなく自分自身が選んだ道を少しずつ進み始めるという、自立の一歩を積み重ねていく時期です。

起立性調節障害は、将来に向けた人生の中の大切な時期に発症し、家族で悩むことが多い病気です。しかし、生活調整や薬、環境調整などの治療によって改善されていくと、子どもの気持ちが前向きになって、将来の目標を目指して動き出せる子どもが多いと感じています。

親も子も元気になる

一番避けなくてはならないのが、保護者が悩み過ぎて、子どもより先にギブアップしてしまうことです。大切な我が子の病気と向き合っているという気持ちは大切ですが、無理をしすぎて回復するまで寄り添えなければ意味がありません。

思春期の子どもは、あと数年で自立して、自分自身の人生を歩み始めます。診療を通して、「自分のことで悩んでいるよりも、楽しそうにしている親を見るほうが嬉しい」という子どもたちと多く出会いました。子離れの準備をしながら、趣味などを楽しむ時間をもち、自分自身のことも大切にして笑顔で過ごせるようにしてください。

SECTION 5

家にこもったり、うつ状態になったときの対応

家にこもる子ども

家が大好きで、できればずっと家に居たいという子どももいると思います。子どもが困っていなくて、とくに行きたいところもなく、家で好きなことをしているという状況もあるかと思います。逆に、症状がつらく出かけられなかったり、悩みごとをかかえ落ち込んで自分の部屋にこもっているようなこともあるかもしれません。

私たち医療者が関われるのは、受診してくれる子どもたちだけです。子どもに「つらい症状を取るために」と伝えて、ぜひかかりやすい医療機関を受診してください。そして、食べて、眠れているか、家の中でも広い範囲で動けているかなどを確認し維持してください。

家の居心地をよくして少し待つ、話してくれることを聴く、何かのお手伝いに対してお礼を伝える、一緒に出かけることを勧めてみる、など時間をかけて少しずつ子どもの様子をみながらできることをみつけることも考えてみましょう。

また、学校や地域との関わりも、本人や家族から望まれなければ続けることが難しくな

ることもあるかもしれません。支援からも離れないようにしてください。

つらい思いをしている子どもたちに何とか少しでも楽になってもらえるよう、みんなで関わっていきたいと思います。

起立性調節障害と「うつ状態」

起立性調節障害が長期化すると、心理的ストレスによる負担が非常に大きくなって「うつ状態」に陥ることがあります。

起立性調節障害の子どもでも、気分が沈んで何もできずに落ち込むことがありますが、それは起立性調節障害の症状のつらさが原因となっているためで、夕方や夜には体調がよくなって元気に過ごせることが多いです。これは、本来の「うつ」とは別に考える必要があります。

うつは、「一日中憂うつな気持ちで落ち込む」「何も楽しめない」「物事を悪い方にばかり考えてしまう」といった状態が続く気分症です。さまざまな評価がありますが、うつ状態は「憂うつである」「気分が落ち込んでいる」という気持ちが強い状態とされ、「うつ」よりは症状が軽く一時的なものと考えられています。

起立性調節障害の子どもがうつ状態になると、体調の回復を目指す気持ちになれません。家の中で過ごすことが多くなり、運動量が極端に減ってデコンディショニングを起こし、起立性調節障害の症状が一層重くなる危険性があります。

子どものうつ状態を疑う場合、まずはかかりつけの小児科医に相談しましょう。症状の重さによっては児童精神科や心療内科などの受診を検討する必要があるかもしれません。

心掛けることとしては、生活リズムを整え、必要な睡眠を確保し、バランスの良い栄養をとり、朝日を浴び、無理なく楽しめる時間を過ごすことです。これらは、うつ状態だけでなく、起立性調節障害の子どもの生活調整としても望ましいことです。

◎精神科などに先にかかっている場合

起立性調節障害を発症している子どもが、小児科を受診する前に精神科や心療内科などで「うつ」と診断されて診療が始まっている場合があり、処方された薬が効いて楽になっていることもあります。また、起立性調節障害の症状のつらさやそれに悩む子どもの様子に対して「うつ」と診断され、薬を処方された後、その薬は飲まずに小児科を受診したケースもあります。その中には起立性調節障害の診断でしっかり病態を理解できると明るくなった子どももいました。

「不安症」、「強迫症」、「気分症」、その他の精神疾患などで精神科に通院中の子どもが併診となる場合もあります。使用する薬によっては血圧などに影響を及ぼすものもあるため、受診のときにお薬手帳などとともに伝えるようにしてください。

CHAPTER

5

「これから」に向けた取り組みを始める

SECTION 1

回復を目指すための居場所づくり

子どもが安心できる環境にする

子どもは、思い通りにいかない体調、不安定な精神状態のなかで起立性調節障害と向き合っています。できるだけ他の不安がない生活環境のなかで、まっすぐ治療に取り組めることが望ましく、順調な回復が期待できます。

子どもの生活は、主に家庭・学校・塾などで構成されています。家庭が「安心できる居場所」になるための家族の考え方や子どもとの接し方については、CHAPTER４で触れています。

では、学校や塾などはどうでしょうか。たとえ、友達のように親しく話せる関係だったとしても、保護者や医師は「子どもが学校や塾で何を感じ、友達や先生とどんな関係を築いているのか」、そのすべてを知ることはできないでしょう。まずは、子どもの話をよく聴いて、感じていることを読み取ってください。そして、そこに悩みや心理的ストレスを見つけたら、共感するところから始めてみてください。

◇友達に迷惑をかけているると悩んでいるKさんのケース

起立性調節障害を発症している中学3年生のKさんは、出席できなかった授業のノートを仲のよい友達から借りてコピーさせてもらっています。友達はいつも優しく対応してくれますが、ある日「いつもありがとう」とノートを返したときに、「先生から頼まれていることだから気にしないで」と言われたことで、「仕方なく助けてくれているのかも」と不安になりました。お母さんに「友達にお礼を渡したい」と相談したことで、お母さんはKさんが悩んでいることを知りました。

子どもは人間関係に繊細で大人からすると些細な内容の問題でも、深く悩んでいることがあります。また、病気の自分に負い目を感じているため、周りからどう思われているかを気にし過ぎてしまうことも多いです。右のケースのような相談にも大人としての「正解」をすぐに提示する必要はありませんが、子どもがどのようなことを考え、悩んでいるかを知ることが、いざというときに子どもを守る力になります。

学校に居場所を見つける

子どもが学校生活に心理的ストレスを感じている場合、保護者だけでなく、学校の協力が必要になります。例えば、子どもが教室に遅刻して入ることに強い抵抗を感じているのであれば、まずは保健室などへの登校を検討します。

保健室登校は、人員やスペースの確保など、学校側の準備が必要です。対応については保護者から相談をしてみてもよいですし、面談で学校側から提案されることがあるかもしれません。

登校先は、保健室の他、別室、図書室や相談員のいるカウンセリングルーム、校長室など、学校によってさまざまです。クラスメイトと同じ授業は受けられないため、勉強は自主性に任せられることが多いですが、なかには空き時間の教師が教えにくるなどの対応をとってくれる学校もあるようです。また、保健室や別室に登校した日だけではなく、夕方に先生に会いに行った日などでも、出席扱いになるという配慮もあると聞くことがあります。

保健室や別室登校は、起立性調節障害の回復へ向けた取り組みとしても価値があります。もし、教室に行けないからと家にこもるようになると、運動不足からデコンディショニングを引き起こしたり、「朝、起きる必要がない」と生活リズムを整えることを諦めてしまうこともあるからです。

体調が回復して教室に通えるようになるまでの一時的な対策と考えたり、「学年末や卒業までは保健室登校」と割り切って進級や進学で環境が変わるタイミングで教室に通うのを再開したりと、子どもの状況や思いに合わせて利用できることが望まれます。

◇保健室登校から自分の教室登校に戻ったLさんのケース

Lさんは、中学1年の夏頃から、朝、つらくて起きられない日が増えました。また、遅刻して教室のドアを開けた瞬間、クラスが一瞬静まり返るのを怖いと感じてからは学校にほとんど通えなくなりました。小児科を受診したところ、起立性調節障害と診断されました。治療を受けるうちに「また、学校に通いたい」と思うようになったのですが、まだ教室に入るのは怖かったため、保健室登校を開始しました。昼休みには幼馴染の友達が会いに来てくれて、好きなアイドルの話で盛り上がるようになり、3年生になってからは、少し遅刻しても教室に通えるようになりました。

教室で授業を受けるのは難しくても、放課後の部活動だけなら参加できるという子どももいます。起立性調節障害の症状が重い場合は、学校の許可を得て、部活動だけの参加から始めるのもよいでしょう。学校から完全に距離を置いてしまうより、登校する習慣を失わないことのメリットは大きいと考えます。夜に私的に通っている塾も同様です。

学校以外で「心の居場所」を見つける

学校への登校が難しい場合や登校しない場合にも、「居場所」があることがとても大切です。家以外に出かけられる場所があると、人との関わりが持てること、外出して身体を動かすことによって、よい方向に進むこともあります。

■フリースペース・フリースクール

もともと、不登校の子どもたちの昼間の居場所として広まってきたとされるのが「フリースペース」や「フリースクール」です。民間の団体が運営し、両者を区別する明確な基準はないようですが、「目的にとらわれない自由な空間」という意味合いが強いのがフリースペース、「何かしらの理由で学校に行くことができない子どもたちが、小学校、中学校、高校の代わりに過ごす場所」というのがフリースクールだと考えられるでしょう。

フリースペースでの活動は子どもの自主性に委ねられることが多いです。ですから子どもにとっては自由にゆっくりと過ごせる場所です。不登校の子どもたちだけでなく、誰もが行ける場所になっていることもあるでしょう。他の子どもたちも、一緒にいる大人やスタッフも、楽しんで過ごす友人のようになれる空間であることが望まれます。

フリースクールは、小学生や中学生の場合は、地域の学校と連携して在籍中の学校に登校したことになる場合もあります。学校には通いづらいけれど外出はできるような子どもの場合には、学校や地域に確認し、検討してみてはいかがでしょうか。

■親戚の家

学校に行くのは怖いものの、知らない人がいる場所も不安だという場合には、定期的に親戚の家に遊びにいくのもよいでしょう。祖父母の家に行って一緒にお茶を飲む、簡単な手伝いをする、趣味の会に一緒に参加してみる、勉強道具を持っていって自習の時間をつくる……など、なんでもかまいません。できること、やりたいことから始めて、徐々に体調を回復させていくのが理想です。保護者が子どもの状況を把握できるよう、あらかじめ日時を決め、連絡を取りやすい安心できる居場所が望ましいでしょう。

■SNSやゲームなどのオンラインコミュニティ

家から出られない場合でも、友達とオンラインで会話をしたり、ゲームを楽しむ子どもは多くいます。オンライン上で新しく友達をつくってコミュニケーションを楽しんでいることもあるようです。楽しい時間が過ごせているのであれば、「息抜きになっている」と考えて見守ってあげてください。

保護者からみると、ずっとゲームをしたりスマホやパソコンを触っていると思うことがあるかと思います。ただ、その時間が子どもにとって数少ないほっとできる時間かもしれません。将来の進路につながる場かもしれません。どういう位置付けなのか傍目では判断できないこともあります。

一方で、眼精疲労、睡眠不足などの健康問題、個人情報の漏洩や課金、よく知らない相手とのかかわりで犯罪に巻き込まれるなどのネットトラブルにも注意が必要です。そうしたリスクについても本人とよく話し合い、あらかじめルールを決めておくことも大切です。

SECTION 2

子どもとともに進路を考える

回復のゴールを考える

回復を目指す取り組みのなかで、子ども本人も保護者も、まずは起立性調節障害を発症する前の日常を取り戻したいと考え、「元の生活に戻ること」をゴールに設定することが多いのではないでしょうか。そのためには、起立性調節障害の治療を進めながら、自主的に勉強の遅れを取り戻すなどの努力も必要です。とくに、高校生は進級できるよう学校に通い続ける必要があります。また、治療の途中で高校受験などがあれば、受験勉強が必要な場合もあります。ほとんどの受験は朝から始まるため、朝から力を発揮できるよう対策もとらなければならないでしょう。

症状が軽く心理的な問題を抱えていない子どものケースでは、治療を始めてすぐに回復し、病気だったのが嘘のように元の生活に戻っていくこともあります。また、学校のサポートを受けながら治療を進めて、ゆっくりと以前のような生活に戻っていける子どももたくさんいます。

しかし、症状が重い場合、元の生活に戻ることを前提にした治療は負担が大きすぎる可能性があります。ときには思い切って「元の生活に戻ること」を忘れ、治療に専念する期間を設けた方が本人にとってよい結果につながることもあります。まずは今の状態を基準にして、そこから一歩一歩前向きに進んでいくことを目標に、できたことに一つずつ満足し、子どもが自分自身をほめることが大切です。

また、発症前の日常の中に病気のきっかけがある場合には、その日常自体を見直す必要があります。

自分に合った選択肢を探す

起立性調節障害を発症している子どもが、一般的な学校の始業時間に生活を合わせるのは簡単なことではありません。もし、子どもが夜型の体質であれば尚更です。より自分に合った学校があれば、転校や進学先の候補として検討するのもよいかもしれません。

■定時制高校

もともとは働きながら通える高校として始まったのが定時制高校です。多くは公立校で、夜間に授業を行う夜間学校や、朝昼夜に授業を行う三部制・四部制など、学校によって授業を受けられる時間帯が異なります。毎日の登校が必要ですが、クラブ活動や学校行事もあるので、友達と高校生活を楽しむことができます。一日の授業時間は4時間程度と短めに設定されているところが多いです。単位制の学校が多く、取れた単位はそのまま残って積み重ねていくことができるようです。4年間かけて卒業するのが基本ですが、履修を工夫して3年間で卒業できることもあります。起立性調節障害の子どもにとっては苦手な午前中を避けて通うことができます。

■通信制高校（高等学校通信教育）

課題やレポートの提出と添削指導で高校の卒業資格単位を取得していくのが、通信制高校です。決まった日数の登校（スクーリング）は必要ですが、毎日登校する必要がないため、自分のペースで進めることができます。また、登校を週に何日と決めて通うことができる学校もあり、生活リズムをつくったり、デコンディショニングの予防や友達づくりもできるようです。もちろん予定通りに通えなくても課題の提出などで単位が取得できます。さらに、オプションとして専門的な分野の勉強ができる学校もあるなど、それぞれの学校に特徴があります。他の高校から転入した場合は、前の学校ですでに取得した単位を引き継ぐことができる学校が多いです。

■その他

まだ数は多くありませんが、不登校の子どもの事情に合わせた教育が受けられる学校として、文部科学省が指定する「不登校特例校」があります。小・中学校など公立、私立の学校です。先述のフリースクールと違って、元々いる学校から転校して編入することになります。

また、すでに高校の履修の大半が済んでいる場合や、自分で勉強を進められる場合には、高校を中退した後や在学中でも「高等学校卒業程度認定試験」を受けて高校卒業の資格を取得するのも一つの方法です。

なかには登校できない間に海外へ留学し、現地では登校できたこともあって元気に帰国した子や、国内留学をした子もいます。

「子どもへの期待」を見直す

大人たちは子どもに、「学校に行って、よい成績をとってほしい」と期待しています。子どもは勉強やクラブ活動などをがんばって、よい成績をとっても、さらにもっともっとと熱い視線で見つめられます。

もちろん、それで伸びていく子どもも多くいます。ただ、それが負担になって学校に行くのがつらくなることもあります。子どもは日々成長していきますが、常に今より進歩した自分を求められることに疲れていくこともあります。

登校することが当たり前と考えられていると、登校していない自分はダメだと思ってしまいます。大きな期待をぶつけずに、小さなことでも「今できていること」をほめられ、今の自分でいいんだと思えることが回復への第一歩です。

SECTION 3

将来の夢や目標を見つけること

「やりたいこと」「好きなこと」が力になる

起立性調節障害の治療は、子どもが今の自分を受け入れることで始まり、前を向くことで進んでいきます。前を向くことの一つは「つらさをなくしたい」「朝、気持ちよく起きられるようになりたい」という回復への願いです。自分の状態を受け入れるまでは、つらさや自己嫌悪などに捕らわれてなかなか前を向くことができないため、これだけでも十分な進歩だといえます。

また、もう一つ大きいのが、病気から回復したあとに叶えたい「将来の夢や目標」を見つけることでしょう。保護者の言うことをよく聞けるいい子だった分、病気を発症するまで、「自分のやりたいこと」や「自分が好きなこと」に鈍感だったのかもしれません。もしくは、自主性が育ちきっていない「子ども」だったこともあるかもしれません。

起立性調節障害の治療を進めるなかで自分自身を見つめ直す時間が生まれ、「やりたいこと」や「好きなこと」を見つけることができた子どもたちがいます。その子たちは、将来を意識して、治療にまっすぐ取り組むようになります。そこから順調に回復していった子どもたちをたくさん見てきました。

◇高校を休んでいる間に資格を取得したMさんのケース

高校3年生のMさんは、二学期の初めには出席日数が足りなくなり、初めて病院を受診したところ起立性調節障害だと診断されました。病気の説明を受けて納得し、その年は卒業を諦めて治療に専念することにしましたが、薬の効きもよく、2カ月程度で体調も落ちつくようになりました。進路を考えているうちにやりたいことが見つかって、「高校の授業がない間に」と将来の就職に役立つ資格を取ることもできました。

子どもの思いを受け入れる

子どもが見つけた夢や目標は、保護者が期待したものとは違うかもしれません。大人の考えで「うまくいくはずがない」と否定したくなることがあるかもしれません。それでも、自主性を伸ばしている子どもの思いを、いったん受け入れてあげてください。子どもは、やがて自分の意志や判断に責任を求められる大人になっていきます。

SECTION 4

発症から回復までの経過
～それぞれのケース～

起立性調節障害は、発症のきっかけや進行、回復までの過程や期間など、人それぞれ異なります。さまざまな経過をたどった起立性調節障害の子どものケースをご紹介します。

一人ひとりの起立性調節障害

◇クラスメイトの理解を得られて安心したNさん

小学5年で初めて受診したNさんは、その半年前から胸や頭、お腹が痛いと小児科や整形外科などを受診し、異常なしと診断を受けていました。体調不良から遅刻や欠席が増え、病院を受診したときには立ちくらみ、気分不良、朝起きられない、倦怠感などの症状も加わっていました。病院の専門外来での新起立試験では「起立性調節障害（起立直後性低血圧）」に当てはまりました。

病気についての説明や生活指導を受けるとともに、ミドドリン塩酸塩、整腸剤、朝食前に飲む吐き気止め、頭痛を抑える鎮痛薬を処方されて治療を開始しました。また、本人が「学校の友達にどう思われているだろう」ととても不安に感じていました。本人の希望を確認し、担任にお願いしてクラスメイトに病気のことを話してもらったところ、クラスメイトから優しく声をかけてもらえるようになり、その後だんだん気持ちが明るくなり、症状も改善して登校できるようになりました。

繊細で優しい子どもほど、周りの目を気にしてしまいがちです。本人が希望する場合は学校へ友人からの理解を得られるよう、病気や対応の説明をお願いすることも必要になります。本人が心配するより、周りは優しい目で見てくれていることが多いと感じています。

◇重症から軽快し、一度再発したが回復したOさん

小学4年生のOさんは、1ヵ月前から頭痛が続き、朝起きられなくなって病院の専門外来を受診しました。立ちくらみや気分不良、腹痛、倦怠感、頭痛などの症状もあり、新起立試験では7分で顔面蒼白になって横になり、起立性調節障害（体位性頻脈症候群を伴う血管迷走神経性失神）に当てはまりました。

病態の説明を聞いて生活の調整をし、ミドドリン塩酸塩を飲み始めたところ、少しずつ楽になって午後から登校できるようになりました。3ヵ月後の新起立試験では、10分間起立していることができ、結果は体位性頻脈症候群でした。6ヵ月後には頭痛

もなく朝から登校できるようになって薬も飲まなくて済むようになりました。

しかし、中学に入学して部活や勉強が忙しくなったためか、次第に朝起きられなくなって再度受診しました。症状は小学4年のときと同じでしたが、寝る時間は以前より遅くなっていました。心身症としての起立性調節障害はあてはまらず、病態について改めて理解し、睡眠時間を確保するようにしてミドドリン塩酸塩などを飲みはじめたところ、3~4時間目から登校して部活にも参加できるようになりました。1年間の治療で症状はなくなって元気に朝から登校できるようになり、治療は終了しました。

中学では部活や勉強が忙しく、睡眠不足も重なり再発したと考えられます。再発はしましたが心理的ストレスはなく、成長したことで病気への本人の理解が進み、生活調整を意識し続けて元気になりました。このように一度治ったと感じても環境の変化などで再発することがありますので、体調の変化に注意することが大切です。

◇環境調整をして睡眠時間を確保したPさん

中学1年のPさんは、運動部に所属して元気に登校していましたが、2カ月ほど前から塾の頻度が増えたことで忙しくなり、疲れやすさ、立ちくらみや頭痛、吐き気などの症状があらわれたため、病院の専門外来を受診しました。新起立試験を行った結果、「起立性調節障害（頻脈を伴う起立直後性低血圧）」と診断を受けました。

病気についての説明や生活指導を受け理解し、ミドドリン塩酸塩を処方されて飲み始めたところ、症状が改善して部活にも問題なく参加できるようになりました。

しかし、塾が忙しくなると疲れやすくなるため、本人の判断もあって塾はやめることにしました。塾をやめてからは夜の10時に寝るようになり、朝7時からの部活の朝練にも参加できるようになりました。


中学生になると部活が始まり、勉強も忙しくなります。そんななかで塾に通うことなどで夜遅くなり、疲れたり睡眠時間が減る可能性があります。どれもがんばろうとするまじめな子は、無理が続かないように注意が必要です。このケースでは、一度塾をやめるという選択がよかったのではと思います。

◇頭痛でつらい時期があったが、通信制高校に通ううちに元気になったQさん

Qさんは、小学6年生のときから頭痛外来で、偏頭痛の薬の変更をしながら治療を受けていましたが、頭痛は毎日続いていました。毎日強い頭痛で朝起きられず、立ちくらみや腹痛などの症状もあり登校できていませんでした。

中学2年の秋に紹介された病院の専門外来で新起立試験を受け、「起立性調節障害

（体位性頻脈症候群）」の診断がつきました。病態や生活調整についてしっかり説明を聞き理解し、睡眠時間や体を動かすことなどの生活改善を心がけ、片頭痛の薬と併用して、ミドドリン塩酸塩などの使用も始めました。

頭痛などの症状は改善傾向で、中学に通える頻度や時間は増えましたが、高校は無理なく卒業できる通信制高校を選びました。毎日10時ごろから登校するコースを選択し、友人関係も良好で、考え方も前向きになったようです。好きな勉強も始め、大学に進学しました。

毎日続く頭痛でつらかったと思います。通信制高校への進学で余裕をもて、登校できない期間も課題の提出などで学習を続け、また自分に合う通学方法を選択したことで生活リズムが整い、活動量も維持でき、体調改善につながったと思います。

◇病気への理解が回復につながり希望通り内部進学ができたRさん

大学付属中学に通うRさんは、小学校高学年のときから立ちくらみや頭痛、腹痛が時々ありましたが、中学3年になって症状が強くなり、倦怠感もひどく朝起きられなくなりました。遅刻や欠席が増え「高校への内部進学は難しい」と、別の高校の受験を勧められたこともあって、転校しないといけないと考えていました。夏に病院の専門外来で「起立性調節障害（頻脈を伴う起立直後性低血圧）の診断を受けて病気について理解し、睡眠時間の確保や生活調整、薬の内服を始めて、短期間で症状が改善しました。無事に高校に進学でき、その後はほぼ遅刻や欠席もなく進級でき、一年半後の新起立試験では診断基準を満たさないところまで改善していました。

中高一貫校の中学では「高校にあがった後は大変ですよ」と言われる場合と、高校にあがる前に別の中学への転校や外部受験を勧められる場合もあると聞いています。病気のことが理解でき、短かった睡眠時間を増やすことなどで、ぎりぎりのところで本人が希望していた内部進学がかない、その成功体験が良好な経過に結びついていると思います。

◇中学3年生で発症し、午後から登校の学校に進んだSさん

中学3年の春から倦怠感、その後頭痛や気分不良、立ちくらみ、朝起きられない、夜寝付けないなどの症状も出現しました。小児科を受診し、症状から起立性調節障害の診断を受け、ミドドリン塩酸塩などの薬の内服を開始しました。症状はやや軽減しましたが登校はできず、高校受験のことを考え、夏に病院の専門外来を受診しました。

ほかの病気がないことを調べ、新起立試験では起立性調節障害（体位性頻脈症候群）にあてはまりました。病態をしっかり理解して生活を見直し、ミドドリン塩酸塩の増

量など薬の調整を受けました。遅刻での登校を再開し、塾での勉強も進めました。無理をすると頭痛や倦怠感が増えるため、高校は当初希望していた全日制ではなく、午後から通える単位制の定時制高校へ進学しました。症状の出現も減って余裕が出たこともあり、興味の幅も広がりました。自身のペースで受験勉強をし、大学の希望の学部学科に合格し成績も優秀です。さらに大学院や将来の仕事についても考えています。

起立性調節障害でかつての目標とは違う道から進みましたが、そのことで人生について考える機会を持て、人として大きくなれた気がしているという話が聞けました。

中学3年生はつらい時期であったようですが、ご家族の支援もあり自身で選んだ高校で、時間や気持ちの余裕を持って生活できたこと、また、いつでもしっかりした考えを持ち、精神的に安定していたことがよい経過につながったと思います。

◇中学で転校し改めて高校受験をしたTさん

Tさんは、小学6年生の頃から立ちくらみや朝起きられないなどの症状があり、数ヵ所の医療機関で起立性調節障害の診療を受け、薬も飲みましたがよくならず、合格した大学付属の中学には通えなくなって途中で公立中学へ転校しました。中学3年の秋からまた症状があらわれました。高校受験では志望の高等専門学校に合格し、当初は登校できていましたが、徐々に遅刻や欠席が増えて進級が厳しくなってきました。

診断書の提出が必要になったため病院の専門外来を受診したところ、「起立性調節障害（体位性頻脈症候群）」の診断を受けました。病気について詳しい説明を受け理解し、生活の調整をして、薬も続けて飲んだところ、登校を再開でき進級もできました。今後、その先への進学も見すえています。

「付属中学からそのまま高校・大学に進んだより、自分には専門的な勉強もできる今の学校が合っていて、将来について考えられるようになった」と思っているそうです。

自分に何が向いているかあまり考えないまま、中学・高校へと進むことも多いと思います。症状のつらい時期を経験していますが、そこを乗り越えた後から考えると、自分に合った道を早めに見つけることができたと思えたようです。

◇高校生で小児科の前に多くの医療機関を受診したUさん

Uさんは、高校1年の秋頃まではまったく起立性調節障害の症状はなく、元気で運動部にも参加していました。しかし、朝の起きにくさを感じ始め、冬の試合では激しい頭痛があらわれ、その後は気持ち悪さ、ふらつきなども出現し朝起きられなくなりました。体調不良に悩み、内科や脳神経外科、耳鼻咽喉科、心療内科など10ヵ所近くの病院を受診し、各種精密検査や投薬も受けましたが症状は改善しませんでした。高校2年の夏休みには、さらに立ちくらみ、動悸、倦怠感などの症状も加わり、そこで起立性調節障害を疑い病院の専門外来を受診したところ、新起立試験で「起立性調節障害（体位性頻脈症候群）」に当てはまりました。

病態や生活の調整方法の説明を受け、ミドドリン塩酸塩などの内服も開始しました。本人が病気について理解できたことから、長くつらかった症状がすみやかに改善し、登校できるようになっていきました。とはいえ、まだ毎日登校することは難しく、そのために留年することになってしまいましたが、徐々に元気になり、気持ちも前向きになってきました。高校卒業程度認定試験を受け、年度の終わりまでそのまま登校して、部活にも参加しました。年度が変わるタイミングで自ら高校を辞め、次の1年間は予備校に通って受験勉強をし、目標の大学に合格して同級生と一緒に大学一年生になることができました。

高校生になってから発症したため、小児科で起立性調節障害の診療を受けるまでに時間がかかってしまい、本人もご家族も長期間つらい時間を過ごされたと思います。登校できない日が続いて周りの目が気になり、不安がさらに症状を悪化させたようですが、病気について理解できたことで前向きになりました。ご家族、友達、学校など、とてもよい関係性で関わってもらえていたことも、短期間でよくなったことの要因と考えます。

◇自分に合った進路をみつけられたVさん

初診時、高校2年生だったVさんは、中学1年の頃から腹痛や吐き気で学校を欠席することがありました。高校1年生の1学期からは頭痛、朝起きられず夜寝付けない、倦怠感などの症状がありましたが、まじめでがんばり屋でもあり、なんとか登校していました。やがて欠席が増え、かかりつけの小児科を受診したところ起立性調節障害と診断されました。ミドドリン塩酸塩を処方され内服しましたが、症状は良くなりませんでした。

その後、病院の専門外来を受診し、新起立試験を受けたところ「起立性調節障害（体位性頻脈症候群）」と診断されました。病気についての説明や生活指導を受け、ミドドリン塩酸塩、胃薬、頭痛時の鎮痛薬などの内服も開始しました。布団に入る時間が遅くなる傾向があったので、早く寝て睡眠時間をしっかり確保できるよう努力をしていくと登校できるようになり、学校の理解もあり、無事に進級、卒業できました。

家族で一緒に病気と向き合うなかで会話がうまれ、好きな漫画の勉強をするために美術専門学校に進学することにしました。卒業前には「大手少年漫画雑誌の担当が付くことになった」と家族と一緒に喜んでいました。「物語を考えるのが大好き、絵を描くのも楽しい」と充実した時間を過ごし、漫画家への道を進み始めました。

体調が悪くなり、つらい症状があったものの、そうしたところへご家族が寄り添ったことで理解が深まって子どもの思いが伝わり、前向きになれたと思います。芸術的な仕事は夜の方が力を発揮できることが多いと考えられますが、睡眠不足には注意が必要です。

◇症状に合わせて薬を服用したWさん

Wさんは高校受験の頃に頭痛が強くなり、高校の入学後に近くの小児科を受診しました。ミドドリン塩酸塩や漢方薬を内服しましたが症状は改善せず、登校できなくなりました。病院の専門外来を受診したときには、立ちくらみ、起立中に倒れそうになる、朝起きられない、腹痛、頭痛などの症状があり、新起立試験も行い「起立性調節障害（体位性頻脈症候群）」と診断されました。病気についての詳しい説明や生活指導を受け、薬の内服も行いましたが、症状が改善しなかったため、さらにメラトニン受容体作動薬を服用し始め、ミドドリン塩酸塩を増やして内服するようになって、なんとか登校できるようになり、進級もできました。一度薬や治療を中断していましたが、高校2年生の夏頃、再び朝起きられなくなり、再度受診し、もとの薬を内服し始めました。その後、症状から循環器系の問題も疑われたため、ホルター心電図の検査を受けたところ、電車内や階段の上り下りなどで動悸や著明な頻脈があったため、β遮断薬を追加で服用することになりました。

その後、治療を続けたところ症状は次第に改善して、登校もできるようになり、大学への進学も決まりました。高校3年生の終わりには薬をやめることができて、その頃には新起立試験でも体位性頻脈症候群にはあてはまらなくなっていました。

生活調整とミドドリン塩酸塩、漢方薬、メラトニン受容体作動薬など、症状に合わせた治療を行いました。症状に波があり、ストレスのかかる状況だったと思われます。環境の調整やβ遮断薬などで、ようやくよくなりました。

起立性調節障害は、決して珍しくない病気です。「もしかして」と感じたら、一度かかりつけ医や小児科医などに相談してください。

つらい時期を越えて少しずつ将来に向けて進まれているケースを紹介しましたが、もちろん長期的に改善せず、悩んでおられる方も多いと思います。家族だけでかかえ込まずに、医療から離れることなく、学校や地域の支援ともつながっていてください。そして、子ども自身が治りたいという気持ちになり、今できることから一歩ずつ前向きに進んでいくことができればと思います。

笑顔の時間をできるだけ多く

今まで、多くの起立性調節障害の患者様の診療を通じて、思春期という人生のとても大切な時期に、つらい思いをされた子どもたちやご家族の皆様と寄り添ってまいりました。

起立性調節障害の子どもたちの育ってきた社会環境、子ども達の気持ち、周りの皆様の支え、どんな風に困難を乗り越え今の生活ができるようになってきたのかなど、とても大切なことを教えていただいた気がしています。私は、経験し学んだことを、新たな患者さん、ご家族の方々にお返しするという気持ちで診療をさせていただいています。

成長し、大学生や社会人になって元気で自分の道を進まれている方々から、「自分は、通って来た道は少し自分の希望とは違ったかもしれないが、今の自分について考えるとこれで良かったと思っている。つらかった時期があったが、じっくり世の中のことを考える時間が持て、そのまま順調に成人していたより、人としての幅が広がったと思える。また病気の時期を乗り越えることができたことで自信もつき、今つらい思いをしている子たちに何かしてあげられることがないかと思う」という声をお聞きすることがよくあります。

書籍中で、多くのケースを載せさせていただきました。一般的に多くみられる経過のケースについては重要なエッセンスを抜き出す形で、一部のケースについては「今困っている子どもたちのために少しでも役立てて」という優しいお言葉をいただき、あまり大きなアレンジを加えずに紹介しています。

子どもは生まれてから成長発育し、乳児期・学童期・思春期を経て、成人していきます。子どもが元気に育っていくのは決して当たり前ではなく、子育てはすごく大変な一大事業であると思います。そしてその子育てに携われることは喜びに満ちています。

当たり前にできていた日常生活ができなくなると、困って悩まれると思います。そんな時にはまず、リズムを乱さずに充分に睡眠をとって、しっかり3食食べて、できるだけ身体を動かすという、まずは誰にとってもよいこの生活を少しずつでも心がけてみてください。そして趣味など好きなことを楽しむ時間を持ち、少しの勉強を得意な科目から始めるなど、まずはやりたくてできることから始めていき、少しでもできたことに丸をつけてください。笑顔の見られる時間をできるだけ増やしましょう。ご家族の皆様もぜひ笑顔でお過ごしください。

お読みいただきありがとうございました。この本が、お読みいただいた皆様に少しでもお役に立つよう願っております。

2023年7月

東京逓信病院小児科　起立性調節障害外来　中澤聡子

著者

中澤 聡子（なかざわ さとこ）

東京逓信病院小児科起立性調節障害専門外来医師。医学博士。兵庫県生まれ。1981年神戸大学医学部卒業、1981年神戸大学医学部小児科研修医、1982年姫路赤十字病院、1983年神戸逓信病院勤務。神戸逓信病院で小児科医長、主任医長、部長職を歴任。2015年より東京逓信病院小児科へ転勤、現在は起立性調節障害専門外来を中心に診療。

専門および資格は、日本小児科学会専門医・指導医、日本アレルギー学会専門医、子どものこころ専門医・指導医、日本小児心身医学会認定医・指導医、日本小児精神神経学会認定医、こどもの心相談医、ICD（Infection Control Doctor）、日本医師会認定産業医。

よくわかる起立性調節障害

2023 年 8 月 26 日　第 1 刷発行

著　　者　中澤聡子
発 行 者　東島俊一
発 行 所　株式会社 法 研

〒104-8104　東京都中央区銀座1-10-1
http://www.sociohealth.co.jp

印刷・製本　研友社印刷株式会社　　0123

ISBN978-4-86756-016-7 C0077　定価はカバーに表示してあります。

乱丁本・落丁本は小社出版事業課あてにお送りください。

送料小社負担にてお取り替えいたします。